マインドフルネスで

「わたし」を大切にできる自分になる

JN095065

監修 荻野淳也

日本能率協会マネジメントセンター

はじめに

　2020年に新型コロナウイルスによるパンデミックが世界に
まん延し、世の中は先行きが不透明で、「生きづらくなって
きている」と感じる人も多いのではないでしょうか？

　実際に多くの学者たちが「今、わたしたちは人類がかつて
経験したことがない世界を生きている」といっています。

　そのような世界の中で、これまでにないような変化にさら
され続けているわたしたちが不安や恐れをいだき、強いスト
レス状態となり、心の健康を維持するのもままならなくなっ
ているのは、ある意味必然とも考えられます。

　そこで今、世界的に注目をされているのが、「マインドフ
ルネス」です。わかりやすくいうと、『今ここに集中してい
る状態』であり、『今に生きるためのスキル』なのです。

　そして、「マインドフルネス」を身につけることによっ
て、わたしたちがかつて経験をしたことがないストレスフル
な世界でも、その世界に影響されることなく、心豊かに生き

る技術を高めることができるのです。

　マインドフルネスを身につけるとは、自分の心の健康を整えることであり、自分自身のからだと心を大切にすることと言えるでしょう。
「わかっているけど、なかなか自分を大切にできない」「いつの間にか自分を追い込んでつらくなっている」「いつも不安に駆られて、立ち止まることができない」といった方々におすすめなのが本書です。
　自分自身を大切にするスキルは、セルフコンパッションとも言われ、自分を大切にすることで、自分を成長させるモチベーションにもなると言われています。

　マインドフルネスで「わたし」を大切にする自分になることで、これからの変化の時代も楽しく乗りこなしていきましょう。

荻野淳也

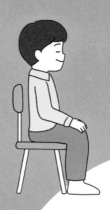
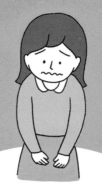
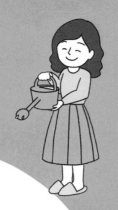

STEP 1

「心の健康」
を考える

すっきりした気分になかなかなれないのは、心が疲れてしまっているから。そんな疲れを取り除ける「マインドフルネス」とはどんなものかをまずは知っていきましょう。

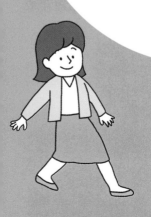
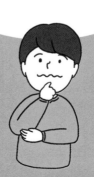
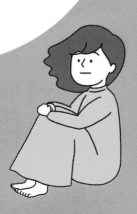

マインドフルネスが心とからだを健康にする

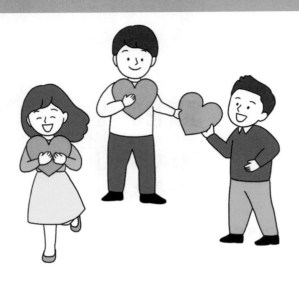

不安だらけの毎日に「マインドフルネス」を！

　自分は充実した日々を過ごしている…はず。ぎっしりと詰まったスケジュールを思い返しながら頑張っているあなたに質問です。

　なんとなく疲れが残っていたりはしませんか？　やらなければならないことに、追いかけられているような、切迫感はありませんか？　ただただ予定に流されているような不安感はありませんか？　ＳＮＳで流れてくる知らないだれかのステキな様子と比べ、自分なんか…と落ち込んだりはしていませんか？

　だれかに相談するほどでもないけれど、ザワザワと落ち着かない気持ちを抱えつつ、日々をやり過ごしている。

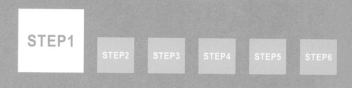

マインドフルネスはそんなあなたの助けになるテクニックかもしれません。

数年前より社員向けのプログラムとして導入した大手企業では、受講した社員のメンタルヘルスの向上と、結果として仕事のパフォーマンスもアップしたと報告されています。

マインドフルネスは 「心のありかた」

マインドフルネスとは、一言で表すと「今、この瞬間」に注意を向けた「心のありかた」のことです。

また、そうした心の状態のままで「目の前のことに集中して取り組む力」、あるいは「今、集中したときに立ち上がってくる気づき」ということができます。

このことばではピンとこない人も多いでしょう。多くの人がマインドフルネスの方法として紹介された瞑想をイメージすると思います。これは心のエクササイズとして考案され、ビジネスパーソンなどの間で広く紹介されました。マインドフルネスといえば瞑想をイメージする人が多いのはこのためです。

しかし、瞑想は数あるマインドフルネスな状態になる手段の1つでしかありません。

たとえば、歩いているときやジョギングをしているとき、あるいは食事や水を飲むといった、ごく普通の動作をしているときでも、今この瞬間の心やからだ、周囲の状況に注意を向けているならば、

あなたはマインドフルネスな状態にあると言えるのです。

「あるがまま」を観察する
心のトレーニング法

　トレーニングと聞くと「もっと頑張る」とか、「もっと効率よく」とか、なにかを「もっと」追加することを思い浮かべがちです。

　しかし、マインドフルネスは、これまでのトレーニングとは真逆のアプローチです。

　結果として、過度な緊張やプレッシャーを手放し、上手に休息を取ることにもつながります。休息といっても、からだの疲れではありません。

　脳や精神（メンタル）といった目には見えない部分です。

　これまでは気合や個人のガンバリでカバーできるとされてきた部分を意識的にケアすることにもつながります。

　一言で表すと「評価（ジャッジ）を手放し、今この瞬間に意識を向ける」だけです。具体的な方法は STEP3 で紹介しています。とてもシンプルな方法です。少し練習をすれば、だれでもマインドフルネスを体験することができるでしょう。

時間も場所も
選びません！

　椅子に腰かけ、目をつむり…とだれかにリードしてもらう方法もありますが、日常のさまざまなシーンでマインドフルネスを行うことができます。

　電車の中、会議前の移動時間、食事のとき、スーパーのレジで並ぶ時間…これまではなんとなく過ごしてきた「もったいない時間」も自分の心のケアのために使うことができます。

　また、心にショックを受けたときや緊張してしまう場面でも、マインドフルネスを使うと、より少ないダメージで本来のあなたに立ち戻ることができるようになります。

　マインドフルネスはなんでもかなう魔法ではありませんし、医療行為でもありませんが、自分で自分を助けることができるセルフヘルプの優れた方法です。

POINT

マインドフルネスで
ストレスを手放し、健康に！

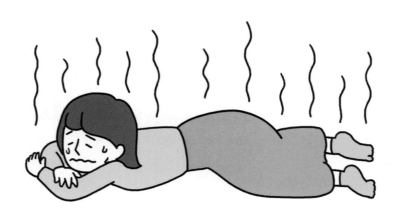

あれもこれもどれも
気になりすぎて疲れてしまう

　いつも周囲に気を配り、メールや電話に素早く対応。どこへ行っても たくさんの人や音・光に囲まれた暮らし。理不尽に文句をいう 人や、いつも機嫌の悪い人、突然怒り出す人にビクビクしながらも、 できるだけ笑顔で過ごそうと心がける日々。

　まじめで優しい普通の人たちは、いつもだれかのために心を砕いています。きっと、あなたも、口には出せない思いを抱えていると 思います。

　たとえば、いつもひどくくたびれていたり、他人が叱責されている様子を目にして、自分のことのように心を痛めたり。

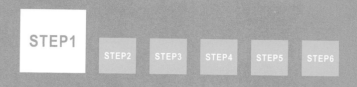

　家にいても、SNSではだれかのキラキラした投稿に引け目を感じ、悲しいニュースを見てはつらい気持ちを募らせる。

　明るく便利でいつもだれかとつながる毎日で、じつは心が疲れ切ってしまったと感じている人は少なくありません。

　マインドフルネスを身につけると、そんなつらさから意識的に距離を置くことができるようになります。

あるがままに受け入れると
余計な問題が離れていく

　マインドフルネスとは「今、この瞬間」に集中することと、そのときの脳や心の状態のことです。

　または「今、この瞬間」の自分のからだ、心、周囲の状況に注意を向けている状態です。

　このとき、自分自身の思考・感情・行動などについて、善悪の判断をせず、「ただあるがまま」を観察する方法とも言えます。言い換えれば、自分自身を客観的に認識する「メタ認知」を高めるための技術とも言えるでしょう。

　では、マインドフルネスで、評価や判断を手放した状態で「今、この瞬間」を観察すると、どんなことが起こるのでしょうか?

　まずは、**自分が感じたり考えたりしたことに心を乱されることなく、あるがままに目の前のものごとを見つめられるようになります。**

　そうなると、**本来であれば感じる必要のない不安から解放されたり、ありのままの相手を受け入れられるようになったりします。** ス

トレスで固くこわばる心や人間関係が解きほぐされて、他者との信頼関係を築けるようになります。その結果、仕事のパフォーマンスも向上すると考えられます。

マインドフルネスを企業研修の一環として取り入れる会社も増えています。ＷＨＯの定義では、「健康とは、病気でないとか、弱っていないということではなく、肉体的にも、精神的にも、そして社会的にも、全てが満たされた状態であること」（日本ＷＨＯ協会訳）とされています。

つまり、「からだが病気ではない」というだけでは、本当の意味で健康とは言えないのです。

だれでも、いつでも どこででもできます

①だれでもできる

マインドフルネス瞑想はだれでも簡単に実践できる、心のエクササイズです。慣れないうちは「上手く集中できないからやめてしまった」と挫折を経験する人も珍しくありません。

ですが「あ、雑念が…」と気づいているということは、既にマインドフルネスの状態といえます。

瞑想には雑念がつき物。そう割り切って、今の呼吸に集中することへ戻ることを繰り返せばいいのです。

②いつでもどこでもできる

「マインドフルネスに興味はあるけれど、毎日まとまった時間は取れない」という声をよく耳にします。理想は毎日５〜10分くら

いしっかりと瞑想を行うことですが、たとえば1分だけでも大丈夫。

　瞑想という形式にこだわらなければ、毎日のシャワーや歯磨きの時間、通勤電車に揺られる時間に当てはめることもできるのです。

③ジャッジ（評価）をしない

　ついつい「できた」「できない」と結果を評価したくなりますが、ちょっと待って。マインドフルネスの大切な考えの1つは「ジャッジしない」心です。

　「また雑念が湧くなんて、ダメなわたし」と考えるのではなく、「雑念が湧いているんだな」と、今の状態をあるがままに受け止めることが大切です。

④すぐに効果が出る…とは限りません

　マインドフルネス瞑想を行うと、1日や2日で目に見える効果が出ることを期待し、実感のなさにガッカリする人がいます。マインドフルネスの効果を感じるまでには大きな個人差があります。

　元々の集中力など、人それぞれの要因があり、効果を感じるまでに半年ほどかかったと話してくれた人もいました。

　これはあくまで平均的な値となりますが、毎日5〜10分の瞑想を3週間くらい続けると、心の変化を感じる人が多いそうです。

POINT

マインドフルネスは「メタ認知」を高めるための技術

瞑想によって 高められる マインドフルネス

PART 03

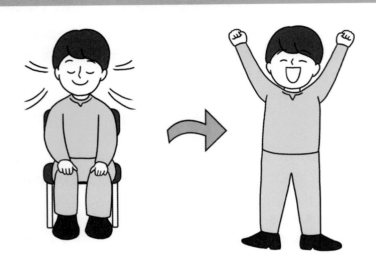

呼吸に集中し 何度でも「呼吸」に戻る

マインドフルネスを日々の暮らしに取り入れるため、習慣的に意識する機会を持つのであれば、マインドフルネス瞑想がおすすめです。この瞑想がすべての基本となります。

マインドフルネス瞑想は「アテンション（注意力）」のトレーニングと呼ばれることもあります。だれもがつねに無意識で行っている呼吸を利用して、「呼吸に意識を向ける（注意力の強化）」と「注意がそれたことに気づく（メタ注意力の強化）」を繰り返し行います。

ハーバード大学のキリングワース博士らが2010年に行った研究によれば、働いている時間のうち、47％は「今、この瞬間」に集

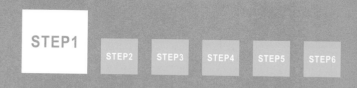
中できない「マインド・ワンダリング（心の迷走状態）」に陥っていると言います。しかし、このトレーニングで、呼吸から注意がそれたことに気づき、再び呼吸に注意を戻す練習を続けることで、普段から注意をキープできるようになります。

「自己認識力」を やしなう

瞑想中に自分の内面に浮かんでくる雑念に気づき、その雑念に対して浮かんでくる「瞑想が上手くできない」「これじゃだめだ」などの判断（ジャッジメント）に気づくことで、自分のネガティブな思考のクセに気づけるようになっていきます。

その結果、ものの見方や意思決定の場面で、より質の良い選択ができるようになるのです。

1分から始められる マインドフルネス瞑想

マインドフルネス瞑想自体は、1分程度の時間があれば簡単に行うことができます。慣れるまで、また、習慣化できるまでは、5 ～ 10分続けて行うのが理想的です。

ところで、よくある誤解に「マインドフルネス瞑想」＝「無になること」があります。これは正しくありません。

禅宗の瞑想では「只管打座」といって、「ただ坐ること＝座禅を組むこと」だけに集中しますが、マインドフルネス瞑想が目指すの

は「今、この瞬間」に注意を向けること。「集中力がそれた」ことも「雑念が湧いた」ことも、ただありのままに観察します。

　もちろん、ジャッジもしません。無意識に浮かんでくるジャッジは、あなたが普段、だれかに無意識で行っていることかもしれません。

　マインドフルネス瞑想では、自分が無意識に行っているジャッジに気づき、批判すること無く、手放すように心がけます。

基準は心地良さ
ジャッジを手放して

　瞑想中の自分の姿が気になるという人もいますが、その心配を手放すこともマインドフルネス瞑想の一環です。雑念は「敢えて無視する」「どちらも選択できるけれど、スルーを選択する」と選べる状態になることが、「客観的に観察する」の第一歩です。

マインドフルネス瞑想
基本の姿勢

　職場などでも実践しやすいよう、椅子に座った姿勢での瞑想をご紹介します。

①椅子に浅めに腰かけ、骨盤を立てます。背もたれには寄りかかりません。脚は組まずに、両方の足の裏が地面についていることを意識して座ります。

②背骨の一本一本が真っすぐにスッと伸びるイメージで背筋を伸ばします。肩を3～4回まわして、胸を開いていきます。無理をして良い姿勢をつくるのではなく、自然にバランスが取れる姿

勢を目指しましょう。

③両手をひざの上にのせます。手のひらが上を見たほうが心地良い
　場合は、それでも構いません。

④目を閉じるか半眼にして、ゆったりと構えます。視線は斜め下、
　前方1メートルあたりの床を見るイメージです。

　ここでは、全身が適度にリラックスしていることが大切です。背
中が痛くなってしまうときはクッションなどで補助を入れます。落
ち着いて呼吸に集中できる体勢を見つけてください。

　マインドフルネス瞑想では「ジャッジしないこと」の積み重ねが
重要です。観察するべきなのは、呼吸の上手さや無の度合いではあ
りません。**呼吸も、姿勢も、無駄な力が入っていないことのほうが
むしろ重要なポイント**です。

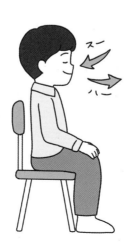

　始めたばかりの頃は、マインドフルネス瞑想の後に、脚や背中、肩、首などに痛みを感じたり、筋肉のこわばりが現れるかもしれません。

　これは、マインドフルネス瞑想の最中、姿勢を保つために余分な力をかけ続けたために起こることです。人の頭は意外に重く、特に前かがみの姿勢が続くとあちこちに痛みが出ます。なにより、胸が圧迫されるため呼吸が浅くなってしまいます。

　これを防ぐには、骨盤を立てて座り、その上に背骨が積み木のように自然に上へ積みあがるイメージで座ります。積みあがった背骨のてっぺんに頭をそっと置き、瞼の重さで目が閉じる程度に力を抜きます。口も自然に閉じ、自然と、鼻からの呼吸になります。

マインドフルネス瞑想
基本の呼吸

①鼻から吸って鼻から吐く腹式呼吸をゆったりと行います。呼吸は浅すぎず、深すぎず。リラックスした自然体の呼吸を心がけます。

②呼吸に注意を向けます。鼻から空気が入り、そして出ていく流れを意識し続けてください。「今、息を吸っている／吐いている」と心の中で唱えても良いでしょう。息を強く吐き出したり、唇をすぼめたりといったことは必要ありません。

③周囲の音が気になったり、からだの痛みが気になったりと呼吸から意識がそれたことに気づいたら、雑念を手放し、再び呼吸に注意を戻します。「サイレンが聞こえた」「だれかの咳払いが聞こえた」などは、「わたしはその音を聞いた」と心の中で区切りをつけて、それ以上追いかけるのをやめるだけです。

④「上手くできない」「間違っているのではないか」などとジャッジしている自分に気づいたら、そのジャッジを批判することなく、「～と自分は考えている」と、ただ受け止めます。その後、ジャッジを手放し、再び呼吸に注意を戻します。

⑤ 5 ～ 10 分ほど続けたら終了です。ゆっくりと目を開けます。自分への合図として、最後に 3 回大きく深呼吸します。

マインドフルネス瞑想
4つのプロセス

マインドフルネス瞑想は、次の 4 つのプロセスから成り立っています。瞑想中になにをしているのか、簡単に解説しておきます。

プロセス①　呼吸に意識を向ける

正しい姿勢で自然な呼吸に委ねます。息の出入りを観察します。

プロセス②　注意がそれる、雑念がわく

「上手くできているか？」などが気になりだしたら、雑念を批判せず手放します。

プロセス③　注意がそれたことに気づく

プロセス④　それた注意を呼吸に戻す

POINT

マインドフルネス瞑想で
今の自分を知る

マインドフルネス によって 解放される能力

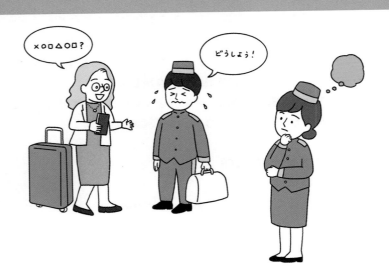

×○□△○□？

どうしよう！

マインドフルネスで 解放される能力とは？

　マインドフルネスとは、心の平静を取り戻す技術であり、「自分以外のなにかに縛られていることに気づき、本来の自分を選択する」技術でもあります。

　本来必要のない緊張や過剰なイライラ、間違った思い込みなどから解放されたら、これまで閉ざされていた自分の能力が発揮できるようになります。

　気持ちが散漫になり、集中力が落ちているときは細やかに感じることや、冷静に考えることが難しくなります。

　また、ひどく緊張した状態で、食べ物の味がわからないという経

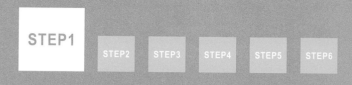

験をしたことはないでしょうか。目の前の状況から一刻も早く逃げ出すためには良心に反することをしてしまうかもしれないし、ステキな閃きをキャッチすることも難しいでしょう。

　本当の自分の能力が発揮されるというのは、これらの困った状況が無くなることと同じです。

マインドフルネスで解放される能力①
感じる力

　感じて行動する、感じたことをもとに想像を広げて考える、感じたことを深く味わう。感じるはすべての行動の出発点です。

- **相手の話を深く受け止めながら聞ける**
- **相手のニーズを感じ取り、細やかにケアする**
- **相手のいいところを見つける**
- **ほかの人が気づかない小さな改善点に気づく**
- **リスクを察知するのが早い**
- **相手の行動を見て、いつの間にか自分もできるようになる**
- **仕掛けやこだわりに気づいて楽しめる**
- **日常の小さな嬉しさをキャッチする**

など表面的なスキルではなく、相手の言葉をジャッジせずに受け取る、親身に耳を傾ける、相手を尊重するといったマインドフルネスの基本がもたらす良い影響であり、解放される能力です。

　価値観の異なる相手であっても簡単には否定せず、話の背景に思いを巡らす姿勢は、話し手にとって安心で、自分を受け止めてもら

える感じがします。

　小さなことに気づけるようになると、相手の動作の意味や背景までをなんとなく感じ取ることができるようになり、仕事をスムーズに進めるのにも役立ちます。

　作品やできごとに込められた思いや、小さな仕掛けに気づける感性は、他人の思いを上手に受け取るセンスにもつながっています。たとえば、和服の人が柄や小物に込めた暗号のようなこだわりに気づいて楽しむ、季節に合わせたお店のディスプレイを楽しむことができる、朝ごはんの卵が上手に焼けて「今日もいい日！」とにんまりするなど、日常にある喜びをキャッチすることも得意になるでしょう。

　日常の中に、季節の移り変わりやだれかの優しさ、温かさを感じる機会が増えるのは、とても素敵なことだと思いませんか？

生活の中にある
美しいものに気づくと…

　自分を取り囲むものの中に、美しさ、愛おしさ、優しさなどポジティブな気づきが増えることは、そのまま自分の人生の幸福度がアップすることです。

　また、危険なこと、不快なこと、嫌なことの気配を早いうちに察知して避ける。これも感じる力の使い道です。

　嫌なことに使う時間を減らすことは、その分を良い時間に置き換えるのと同じことです。

　自分の感じる力を信じられるようになると、身のまわりに潜むたくさんのステキなことを見つけられるようになります。

マインドフルネスで解放される能力②
考える力

- **深く考察する**
- **当たり前になっていることに疑問を抱き、改善する**
- **興味を極める**

深く考える力が解放されると、これらがあなたの強みになります。ほかの人が当たり前だと思っているものにも興味や疑問を持って向き合い「なぜ、どうしてこうなっているのだろう」と想像力を広げて考えていけます。

会社の棚にカタログの在庫がランダムに置かれているのを見て、「種類別に並べれば、来客のときに渡しやすい」と整理整頓を提案したり、複雑な道案内に困っている同僚がいれば予め周辺地図のコピーを用意したりと、大きな問題からちょっとした不便まで、独自の視点で改善点を見つけて考察し、改良していきます。

プライベートではマニアックな一面を極めるのも良いでしょう。友達のつき合いで通い始めたカルチャーセンターで古文書にはまり、仲間と同人誌をつくるほどにのめり込んだりする人もいます。

知的好奇心を推進力に、我が道を究める人もいます。天文観測や化石発掘、野鳥観察などの分野で活躍する人には、本業をほかに持っているアマチュアも少なくありません。

インターネットの世界では、趣味で描いていたマンガが評判を呼びプロデビューした人や、YouTube へアップした動画が世界中で反響を呼び、一躍有名になった人など、目に見える活躍をされている人が、何人も思い浮かぶと思います。

　また、オープンソースと呼ばれるプログラムを改良して、人知れず世の中のバージョンアップに貢献している人たちもいます。

　寝食を忘れてのめり込むことができる趣味があると、日々の充実度はとても高いと感じられるようになるでしょう。

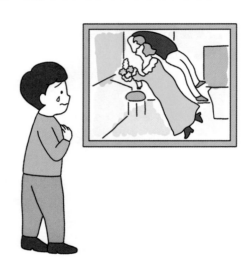

マインドフルネスで解放される能力③
味わう力

- **「いいもの、ステキなもの」を受け取り、深く味わう**
- **味わったものを別の形で表現する**

　会社に行く途中に空を見上げると、上り始めた太陽が、真っすぐに自分を照らしていた。

　「なんてきれいなのだろう」と思わず立ち止まる。映画の予告を

見て優しい世界感に、思わず涙ぐむ。

　世界の優しさ、人の温かさ。「いいもの、ステキなもの」を受け取り深く味わう力は、あなたの強みになります。

　絵画や造形、歌や音楽、写真、文章、俳句や短歌、ハンドメイド。手段はさまざまですが、いろいろな手法で自分の内面を表現することができるようになります。

　感じる力が高まると、「いいもの、ステキなもの」を見つける感度が上がります。 森の中で撮った野鳥の写真のように、ここぞというところを心に取り込んで、独自の表現を生み出します。

　自分が見出した感動を伝えると、それに感動しただれかがその人なりの表現をし、感動の連鎖が生まれます。

　ある人のささやかな感動が、別のある人の創作の源になる。とても素敵なリレーションだと思いませんか？

　こうやって、世の中にステキな作品や優しい気持ちが増えていくのは、もはや社会貢献といってもいいくらい、大切なことだと思います。

　その感動の源泉となったのが、景色や天気といった自然の産物なのか、はたまた料理やダンスのような、すぐに消えてなくなる存在なのか。

　きっかけはさまざまですが、すべてがだれかにとってかけがえのない一瞬を幸せにしてくれた、ステキな存在です。

　その喜びを受け取れる才能を花開かせた人もまた、だれかの感動の源泉になっているのですね。

マインドフルネスで解放される能力④
良心の力

- **信じることに真摯に取り組む**
- **自分の納得と相手への誠実さを両立して、大きな力を発揮する**

自分自身が納得していることと、相手に対して誠実であること。この2つを両立させることを大切にすることで、パワーが発揮されます。

特に仕事をするときに、この価値観は重要です。自分が儲けを取るために、お客さまに合わないものを売りつけるようなことは、やりたくありませんよね。

一見、利益をみすみす逃すようにも見えますが、長期的に考えると、「あの人が勧めるモノなら信用できるから」とお客さまがファンになってくれます。

また、一度関係のできた顧客にはより誠実な対応を心がけることから、顧客からの紹介で関係が広がることも多いでしょう。

日本では、古くから良心は価値ある心として、大切にされてきました。昔話を思い出してください。「かさこ地蔵」や「鶴の恩返し」などが良い例でしょう。

どちらの話でも、下心ではなく純粋な良心から出た善い行いに対して、後追いで素晴らしいご褒美がもたらされるというストーリーです（鶴の恩返しのほうでは、その後約束を破って機織り部屋を覗いたため、すべてを失うという教訓もついてきますね）。

仕入れ元、自分、お客さまの3者にとって良い関係をつくり、それを長期間維持できるというのは、良心の力が良い方向に作用した

結果といえるでしょう。

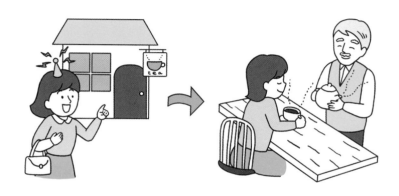

マインドフルネスで解放される能力⑤
直感の力

・自分に合うものを探し当てる

・仕事の問題点を見抜く

・ものごとの本質にたどりつく

「なぜかはわからないけれど、そんな気がする」「見た瞬間にピンとくる」など、直感はいろいろな場面で発揮されます。

一説によると、ひらめきはだれの元でも起こりますが、多くの場合「いや、いや、そんなわけないでしょう」とか「論理的に考えて、そんなはずはない」などと、頭の中で却下してしまうのだそうです。

マインドフルネスで「ジャッジせず、ただあるがままを受け止め

る」練習を積んでくると、自分の中の「そんなはずないだろう」という考えにストップを掛け、直感からのメッセージを受け取り易くなります。

　論理的思考のような説得力には欠けますが、個人が自分の生活の中で使うには、直感力は大変便利な力です。

　自分の中の直感を上手に信頼できるようになると、暮らしや仕事に良い結果をもたらします。

　自分の直感が信頼できるようになると、自己肯定感も高まります。

　安心して、自信を持って仕事に向き合えば、おのずと結果も良いものになるでしょう。

自分の能力を
さらに強める

　ここまで見てきた5つの力は、どれも自分の中に存在している力です。ただ、さまざまな理由で発揮される機会がなかっただけでした。

　マインドフルネスで余計な緊張やジャッジから解放されると、これらの力をのびのびと、心から楽しんで使えるようになります。

　初めのうちは、自分の感覚を素直に受け入れ、信じて使うことに抵抗を感じるかもしれません。

　そんなときはマインドフルネス瞑想で練習をした「余計なジャッジを手放す」を思い出してください。小さなことから練習をするのも良いでしょう。少しずつ自分の感覚を信頼する経験を積み重ねていくことで、さらに感覚が研ぎ澄まされるという好循環になってい

きます。

　いつの間にか、マインドフルネスを意識しなくても、ごく自然に本来の力が発揮できる自分に成長していることでしょう。

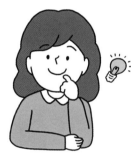

感じる力

考える力

味わう力

良心の力

直感の力

POINT

マインドフルネスで
本当の力を解放しよう

PART 05

マインドフルネスは ほかの人も変える

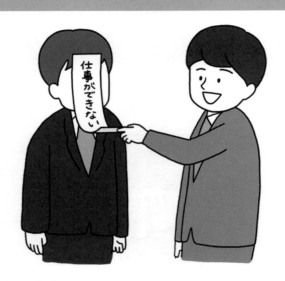

あなたの変化で 関係性が変化する

マインドフルネスは、個人の心の中で、ほかのだれにも知られることなく行えるものです。

しかし、あなたがマインドフルネスを身につけると、周囲との関係性にも良い変化が起こってきます。それには、このような理由が考えられます。

第一段階として、「今、この瞬間」に対する注意力が高まり、自分自身に対する気づきの力＝自己認識力が向上します。

これにより、自分自身の内側で起こっている批評、批判、評価、判断に気づくようになります。

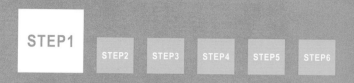

　自分自身に対して、「自分は仕事が遅いなぁ」とか、「上司は自分のことをよく思ってはいないのではないか」などとネガティブな評価や批評、判断をしている自分に気づいたり、自分の周囲に対して「またあの上司のつまらない自慢話が始まった」「この後輩はいつも要領を得ない報告をしてくる」などとネガティブな評価、批判、判断に気づいたりすることもあります。

　特に、他者に対する批判、批評、評価、判断は他人をあるがままに受け入れることを妨げ、その人とのより良質な関係性やコミュニケーションをも妨げることになります。

思い込みがレッテル貼りになり
関係性を悪化させる

　この他者に対する批評や判断は、実は自分の勝手な思い込みや、固定観念から発生していることが少なくありません。

　たとえば、ある後輩に対して「いつも要領を得ない後輩」というレッテルを無意識のうちに貼っていると、その後輩の話しを聞きながら、「結論は一番先に話せと何度も言っているのに」とか、「いつまで要領を得ない話を聞かなければならないんだ」と頭の中で独り言が続いていき、しまいにはイライラが募り、「報告の続きは聞かなくてもわかる」と言わんばかりに、最後まで話を聞かずに途中でその後輩の報告を遮り、「あとはこうしてくれ」と自分の考える指示を伝えてします。

　このようなことは、部下や後輩を持つ立場になると、少しは身に

覚えがあるのではないでしょうか？

　他者との関係性を向上させるためには、まず他者に対して無意識に行っている批判、批評、評価、判断に気づくことがとても重要なのです。

　マインドフルネスを身につけると、他者の話を聴きながら、自分の頭、心に湧いている批判、評価の声にいち早く気づくようになってきます。

　真っすぐに話を聴いてもらった相手は、

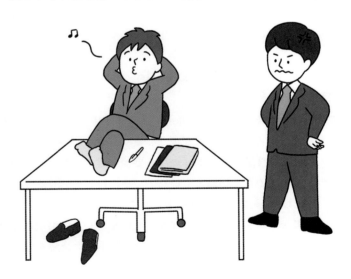

「話を聴いてもらうことで自分が十分に受容されていると感じた」
「聴いてもらうことで、相手への信頼も高まった気がする」
といった感想を持ちます。

　先ほどの後輩の例に戻りましょう。あなたが頭の中に湧いてきた
後輩へ対する判断は、正しかったのでしょうか？　もしかしたら、
後輩はまったく別の理由で要領を得ない報告をしていたのかもしれ
ません。

　たとえば、こんな具合です。

「先輩は今日も忙しそうだな。こんなときに話しかけるのは申し訳な
いけれど、すぐに報告するように言われているから、とにかく急が
なきゃ。ああ、睨まれてる、どうしよう、余計に緊張してしまう。報
告は正確に、時系列で順を追って話したほうが全体像が伝わるかな。
今回は意見が二分して、結局結論は次回へ持ち越しになったんだ。
あ、先輩さらに機嫌が悪くなったような、きっと怒っているんだよ
な。どうしよう、絶対使えない後輩だって思われているし、きっと
嫌われているに違いない…」

　お互いが、それぞれの頭の中の勝手な想像で怒ったり批判したり、
心配したり落ち込んだり、これでは事態は悪いほうへしか進みません。

　では、余計な判断をやめて、とにかく後輩の報告を聴くことに専
念したとしたら、どうなるでしょうか？

受け入れられている安心感が
心理的安全性を増す

　話を途中で遮られると、自分が否定されたと感じます。つまり、

話を遮らなければ、相手に否定を感じさせずに済みます。

　自分は受け入れられているという感覚や、むやみに傷つけられる危険性が無いと安心できる環境を「心理的安全性」とよびます。

　心理的安全性があると感じるとき、人はリラックスできます。

　前出の後輩は余計な緊張のせいで頭の中が混乱し、要領よく報告することの妨げになっていました。

　つまり、余計な緊張さえなければ、今よりもずっと良い報告ができるようになる可能性があります。自分を否定される危険性が無いと感じれば、どこを直せばより良い報告になるかを質問できるかもしれません。

　まずはあなたが相手の話をじっと聴くこと。途中で遮ったり、イ

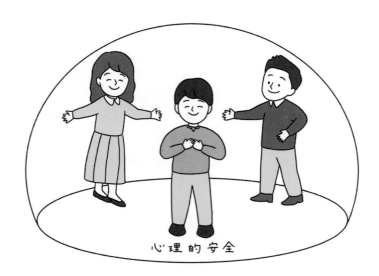

心理的安全

ライラした態度を出さないことは、あなたの選択次第です。

　相手に不要な緊張や心配を与えなければ、相手からの信頼度とコミュニケーションの内容がより良いものになるでしょう。

　自分の取るべき態度を選択することで、結果として相手からのアウトプットに影響を与えることができるのです。

　これは、仕事の現場に限ったことではありません。家族や友人といった親しい間柄の人の場合も当てはまります。

　逆に、初めて訪れたお店の店員さんや、偶然道を尋ねられた見知らぬ人との間にも当てはまることです。

POINT

マインドフルネスの状態が
ほかの人にも良い影響を与える

自分の心の疲労度を
チェック

と きどき自分の心の疲労度にも意識を向ける時間を持ちましょう。肩こりや筋肉痛のように触ってみることができないので、PART04 で紹介した「マインドフルネスによって解放される自分の能力」に照らし合わせてみましょう。

①自然な状態で感じられていますか?

　たとえば風の音、雨のにおいという自然のできごとや、相手のちょっとした仕草の違いに気づけていたでしょうか? 普段なら特に意識せずとも感じ取れている些細なことを見逃すことが増えてきたら、心に疲労が溜まってきたサインかも。

②あるがまま考えられていますか?

　「緊張で頭が真っ白になる」「グルグルと同じ言葉が回っているだけ」など、考えがまとまらないと感じることが増

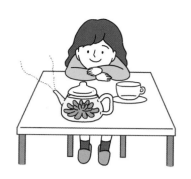

えてきたら、意識的に考えない時間を設けましょう。

③味わえていますか？

　食べ物の味にしても、芸術の味わいにしても、ただの刺激やただの情報になっていたら、心が疲れたサインです。

　頭やからだを休める時間を取って、感覚をリフレッシュしたいですね。

④良心に従えていますか？

　行動や判断に「投げやり」な場面は増えていませんか？なにかにつけて「面倒くさい」が増えてきたら、心のお疲れサインです。

⑤直感を感じていますか？

　頭や心が忙しいと「ヒラメキ」が舞い降りる隙間が足りなくなってしまいます。たまには緊張と多忙にもお暇をあげましょう。

> ## STEP 1

理解度チェック

- ☐ マインドフルネスとは「今、この瞬間」に
  注意を向けた「心のありかた」のこと

- ☐ マインドフルネスは「あるがまま」を
  観察する心のトレーニング法

- ☐ マインドフルネスのトレーニングは
  時間も場所も選ばずできる

- ☐ マインドフルネスでストレスを手放して
  心も健康になれる

- ☐ マインドフルネスを身につけると、
  つらさから意識的に距離を置ける

- ☐ マインドフルネスは「メタ認知」を
  高めるための技術

- ☐ マインドフルネス瞑想で
  ネガティブな思考のクセに気づける

- ☐ マインドフルネスで自分の力を解放できる

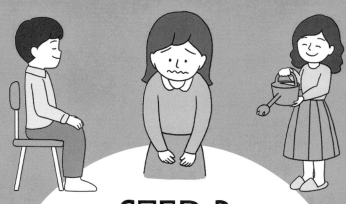

STEP 2

「悩み」はマインドフルネスで
解決できる?

マインドフルネスで、心の元気を取り戻すことができれば、いろいろな悩みを解決できます。どのようなタイプの問題・悩みに効くのか見ていきましょう。

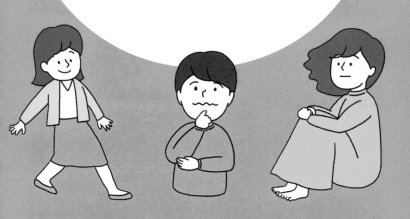

タイプ①
将来などの不安に
襲われることがある

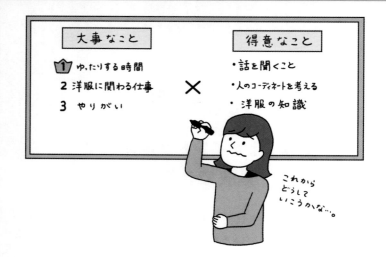

大事なこと
1 ゆったりする時間
2 洋服に関わる仕事
3 やりがい

×

得意なこと
・話を聞くこと
・人のコーディネートを考える
・洋服の知識

これから
どうして
いこうかな…。

将来への不安に
「マインドフルネス」を！

　将来について不安に思っているとき、あなたの心はどこにあるのでしょうか？

　将来の不安には、大きく分けて2種類あります。

・想像もつかない未来に対する漠然とした不安

・過去の失敗を繰り返してしまうのではないかという不安

です。

　どちらにも言えることは、**意識が「今、ここ」から離れてしまっている状態であるということ**です。原因がわかれば、対策も見えてきますね。

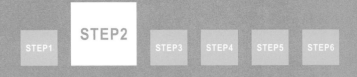

それは事実？
「漠然とした不安」の中身は？

　まずは、マインドフルネス瞑想の体勢を取りましょう。軽く目を閉じ、呼吸に意識を向けます。不安な気持ちが浮かんできても大丈夫。批判も判断もせずに、ただ観察を続けます。

　意識を呼吸に集中し、心が落ち着くのを待ちます。十分に心が落ちついたと思ったら、心の中を整理してみましょう。

　その不安は、事実ですか？　それとも、ただのネガティブな妄想でしょうか？　もしかしたら、以前にだれかから聞いた情報かもしれません。**いずれにしても、まだあなたの身に起こっていないことは確かです。**

　今、あなたの心はどこにいましたか？「今、ここ」以外のどこかへ行っていませんでしたか？　心を「今、ここ」へ連れ戻しましょう。

　事前に対処ができないことに対して、延々と意識を向け続けるのは、健康的とは言えません。現実的な予測をして、現実的な準備や対策を行った後は、気持ちを切り替えて「今」に意識を向けます。

それは過去？
「すぎた失敗」にとらわれないで

　「また同じ失敗をしてしまったらどうしよう」となにかの拍子に自分の中の時間が、過去へ巻き戻ってしまうことがあります。

　後悔の気持ちが大きいほど、何度も思い出して、そのたびにとき

を止めてしまうことでしょう。こちらも、「今、ここ」へ意識を戻すことが大切です。

　マインドフルネス瞑想で、浮かんでくる過去からの不安を観察します。「そんなこともあったなぁ」と、過去を客観視できればしめたもの。

　「今」でもないし、事実でもありません。既に終わったことなので、「自分はもうこれ以上とらわれない」という選択をすることもできます。どちらもあなた次第です。

「書く瞑想」
ジャーナリング

　紙に書き出すと物事が整理しやすくなることを、体験したことがある人もいるでしょう。

　マインドフルネスにも、今ここに集中し、思い浮かんだ言葉を書き出す「ジャーナリング」という方法があります。「書く瞑想」とも言われます。

　始めるときは、テーマと書き出す時間を決めます。1回の時間に決まりはありませんが、ちょっとしたイライラの退治なら5分程度。しっかりと自分を見つめたいときは15分など、そのつど目的によって時間を決めます。

　準備ができたら、書くだけです。ジャーナリングを始めたら、頭に浮かんでくる言葉をすべて紙に書き出してしまいます。単語でも、文章でも大丈夫。文法も気にしない！　とにかく書き出します。

　途中で手が止まったら「書くことが浮かばない」と書いてしまい

ましょう。

　自分で書いた文字を見ながら、「えっ、わたしってこんなことを悩んでいたの！」と発見があるかもしれません。「今、ここ」に立ち戻ると未来へのまやかしの不安が消えていくのです。

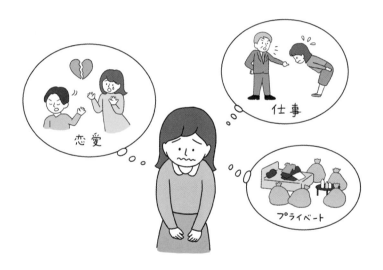

恋愛

仕事

プライベート

POINT

マインドフルネスで
不安を手放す

タイプ②
すべきことがたくさん
あって整理できない

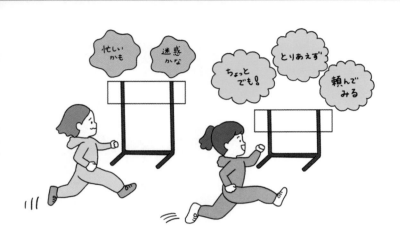

毎日やるべきことが山盛りで
気持ちばかりが焦ってしまう

　仕事にプライベートにと、たくさんの「やるべきこと」が順番待ちしている毎日は、充実感もありますが、整理しきれない予定をこなすのに精いっぱいという人も、実は少なくないようです。

　気持ちが焦ると、余計に不安が増していきます。こんなとき、マインドフルネスはどのように活用したら良いのでしょうか?

　まずは、一旦落ち着きましょう。冷静な気持ちでやるべきことの山に向き合います。次に、この山を3つの基準で仕分けます。

①すぐにでも、自分でやりたい

②できたら、だれかに代わって欲しい

STEP2

STEP1　STEP3　STEP4　STEP5　STEP6

③本当はやりたくない

今まで心に蓋をして、やり過ごしてきたかもしれませんが、ここは１つ、自分に正直に仕分けていきましょう。

「今」やりたいこと に100%集中する

だれに強制されることでもなく、自分が「やりたい」と思う、「会いたい」と思う気持ちを素直に実践しましょう。

このときのポイントは、目の前のことに100%集中することです。もし、だれかと会うのであれば、「本当に会いたい人」に「これが最後かもしれない」という気持ちで会うことです。

突然縁起でもないことを、と思われたかもしれませんね。極端に思えるかもしれませんが、全力で相手と向き合うための仕掛けだと考えてください。

たとえば、別れ際のあいさつのときだけでも「この人と会うのはこれが最後かもしれない」と思うと、今このかけがえのない時間をハッキリと感じることができるでしょう。いつもより素直な気持ちを伝えることができるかもしれません。

対象が人ではない場合も同様です。たとえば食器洗いやモップ掛けといった、単純作業でも、それに集中して徹底的に行うことで、心を整える作用があるのです。仏教の世界では「作務（さむ）」といい、修行の１つとされています。

一見効率が良さそうに見えるマルチタスクですが、本当のところ

はどうなのでしょうか。マインドフルネス瞑想で呼吸に意識を集中するように、会っている人、やっていることに集中し、その時間を慈しんで過ごす時間は、かけがえのないものになります。

お願いをする前から
決めつけてはいませんか？

だれかになにかを頼む。一見簡単そうな「お願いごと」ですが、心理的には意外とハードルを感じる人が多いと言われます。

「だれかに頼むくらいなら、自分でやってしまった方が気がラク」といって、小さな用事がいくつも積み重なってはいませんか？

他人へのお願いにハードルを感じるのはなぜでしょうか？　それは、**相手の心の中を勝手に想像して、「迷惑に違いない」「こんなことをお願いしたら失礼かも」「いいよと言っているけれど、本当は嫌々かもしれない」と決めつけているからではありませんか？**

もしそうなら、余計な評価・判断をしないことを思い出してください。他人の気持ちを勝手に（しかも、悪いほうへ）想像するのは、決して良いことではありませんよね。

あなたがだれかの「いいよ、やってあげますよ」の返事に対して「本当は迷惑だけど、仕方なく OK したのだろう」と思うのだとしたら、普段のあなたがそういう返事をしがちなのではありませんか？

サラッとお願いして、OK もごめんなさいも、スッと受け取る練習をしましょう。まずは「お醤油取って」レベルの簡単なところから始めます。そして、相手が引き受けてくれたら、信じてお任せする。「無理だったら言ってね」と伝えておけば、大丈夫です。**相手**

を信じることも、また練習が必要ですね。

命は有限！
断ることも必要です

　体調が良くなかったり、時間がたって気が変わってしまったり、約束ごとに対する自分のコンディションは、案外変動しやすいものです。「これは約束したことだから」と、無理を重ねてしまうと、本当にやりたいことや、やるべきことに充てる時間、なにより心身の健康に欠かせない休息の時間が足りなくなってしまいます。

　状況が変わったのであれば、「お断りする」も選択肢に入れておきましょう。

　だれかに頼まれた用事も、すべてを引き受けることが正解ではありません。日頃から、自分にとっての無理のない範囲を考える習慣を持ちましょう。

　「断られたら可哀そう」という優しい気持ちはステキです。でも、そのステキな気持ちで自分を犠牲にしてしまうのは、残念な選択だとは思いませんか？

POINT

自分の気持ちに正直に
やりたいことを選んでみる

タイプ③　相手の細かい言動や仕草にイライラしてしまう

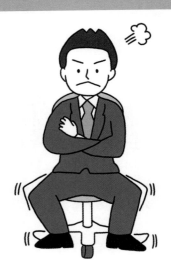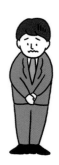

マインドフルネスで「わたしはわたし」を確認しよう

　近くのだれかがしきりに貧乏ゆすりをしていたら、気になるタイプですか？　気になり方にも2種類あります。

A)　貧乏ゆすりをしているなんて、わたしになにか気に入らないことがあってイライラしているのだろうか？＜自責型＞

B)　貧乏ゆすりなんてみっともない。マナー違反だからやめるべきだ＜他責型＞

　貧乏ゆすりが気になるのは仕方がありませんが、A、Bどちらの解釈も正しくありません。

　今のあなたにできることは、「気にする」か「気にしない」かを

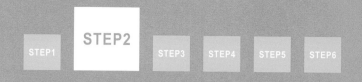

選ぶことだけです。そして、だれかの貧乏ゆすりとあなた自体には
なんの関係性もないことを自覚できたら尚よしです。

その行為は
わたしに向けられたもの？

　周囲の人が不愉快そうな態度を取ったとき、自分のせいかもしれ
ないと思ってしまう人がいます。満員電車の中で舌打ちの音が聞こ
えたとき、咄嗟に「自分がなにか怒らせせるようなことをしたか
も」と不安になってしまいます。

　ここで、「これは自分に関係のない出来事だから、不安になる必
要は無い」と意識的に不安な気持ちを手放す選択をしたなら、これ
はマインドフルネスです。

　言葉遣いを取っても、同様です。なぜか、グサッとくる言い方を
されたと感じることもあるでしょう。傷ついたり、仕返しを考えた
りする前に試してみて欲しいことがあります。そう、マインドフル
ネスです。

　「あっ、傷ついたかも」と感じた後の選択です。「そっちがその気
なら！」と戦闘モードを選ぶのも、「もうちょっと別の言い方をす
ればいいのに」と怒るのも、「わたしに対して怒っているわけでは
ないでしょう」とスルーするのも、すべてあなたの選択次第です。

　もちろん、どんなときでもつねに放っておくのを推奨しているわ
けではありません。**「怒る必要があるとき」以外は、スルーでも良
いのではという選択肢の提案です。**

目を閉じなくてもできる
心のトレーニング法

　マインドフルネス瞑想の実践を繰り返していくと、目を開いたま
までも、瞬時にマインドフルネス状態になることができます。

　まずは、**相手の言動と、自分の（勝手な）解釈を切り分けて、選
択肢を持った状態をつくれるようにします。気になる言動や仕草が
あっても「スルーしよう」と決めた後は、マインドフルネスで自分
の心を守りましょう。**

　電車なら、つり革の音や線路の音、足の裏の感覚、会社なら時計
の秒針や窓の外を流れる雲など、意識を集中させる先を選びます。
できるだけ気にしないように、心に留めない工夫をしてみましょう。

　たとえば、会議や会社の飲み会など、圧の強い相手との会話に参
加しなくてはならない場面も出てきます。そんなときはもう一歩進
んだテクニックが使えます。

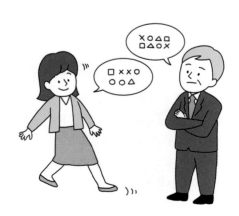

ときには
心にバリアを張って

　威圧的な雰囲気やイジワルな空気などから心を守るには、心の中に境界線を引くのもおすすめのテクニックです。これは、とにかくエネルギッシュで圧が強い人に対しても有効です。

　苦手な人と自分の間に、境界線になるような目印を置きます。たとえば、ペンケースや飛沫防止のシールドもいいですね。これは、カウンセラーなどのプロも使うテクニックです。

　感情の種類に限らず、自分にとって相手の感情やエネルギーが強すぎると感じたら、心の中で境界線を引くのです。相手のまわりにテレビの枠を想像して、「テレビの画面の向こう側の（自分には関係ない）人」というイメージもいいですね。会話のすべてに返答するという義務感を手放すだけでも、グッとラクになります。

　疑問形で話しかけられても、手伝って欲しそうな空気を醸し出していても、全部が全部真面目に対応する必要はありません。慣れるまでは難しく感じるかもしれませんが、スルーは大切な技術です。

POINT

マインドフルネスは
他人との境界線を教えてくれる

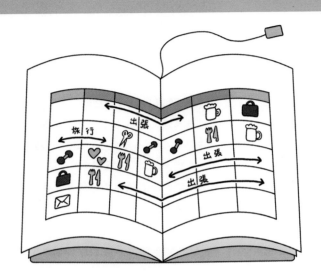

忙しいは
カッコイイ？

　スケジュール帳に空欄を見つけると、埋めてしまいたくなるタイプですか？

　予定があればあったで、無ければ無いで、なんだか毎日忙しく、いつも疲れが残っている感じがする。趣味に仕事に家事に子育て。**あれよあれよという間に「やらねばならないこと」たちが、我こそは最優先事項という顔で押し寄せて来る。その割に、充実感はそうでもない…。つらいですよね。**

　どうしてこんなことになってしまったのでしょうか？　子どもの頃から、たくさんのことを一生懸命頑張ってきた習慣が残っている

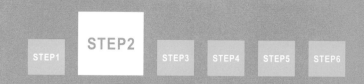

のでしょうか？　本当は休みたいのに、断れない用事がたくさんあるのでしょうか？　仕事もプライベートも充実しているほうが、カッコイイからでしょうか？

なんでも自分で
完璧にやらなきゃダメ？

　なんでも自分で完璧にこなす。それが好きなら良いのですが、なんとなくのイメージを守るために頑張ってきたのなら、一度立ち止まってみませんか？

　現代は、あらゆることがサービスとして商品化されています。たとえば掃除や調理など、**たまには代行サービスを依頼するのも悪くはないでしょう。**

「休み」
という予定を入れる

　スケジュールの空きを無くすというのもアリでしょう。**予定の中に、予め「休息のための時間」を組み込んでおくのです。**「この日は１日家でのんびりする」というのも、立派な予定です。

　どんなに楽しいことでも、適度な休憩を挟まないと、いずれ苦行になってしまいます。

　休息は自分の心身の健康のためには、必要な時間です。堂々と予定しましょう。実際に、手帳やカレンダーに記入しておくことをおススメします。

　会議と会議の間に「移動時間」を設定し忘れて、2つめの会議開始時刻に遅れてしまったことはありませんか？　移動時間や準備時間はスケジュールを立てる際に忘れがちです。休憩時間も同じです。

　休憩・休息の時間だからといって、なにもしないことだけが「休み」ではありません。人によっては、「仕事の疲れは、別の仕事で癒す」という人がいるのも事実です。「定期的に休みを取らなければ」という気持ちが強すぎて、逆にストレスになってしまったという笑えない話もあります。

　自分にとって心地良い「休み」はどんな過ごし方なのか、いちどじっくり考えてみるのもいいでしょう。同居の家族や仲の良い友人だからといって、休みのタイミングまで一致することは、少ないで

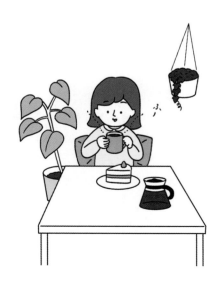

しょう。仲がいいとか大好きだとか、そういう枠とは違う部分で、人それぞれに適した休みの取り方があります。

　自分自身をよく観察して、自分に合った休みの計画を立ててみてはいかがでしょうか。

「休む」も「休まない」も 選んでいい！

　少し逆説的になりますが、「休み」を取ってもいいし、取らなくてもいい。本人が心地良いほうを選べばそれでいいと思います。

　時間は命そのもの。本人が納得いく使い方が一番良いと思うのです。だから、マインドフルネスで今、このときを存分に生きて欲しいのです。

　過去にとらわれるのでもなく、未来の不安に怯えるのでもなく、今にフォーカスすることは、最も健全な時間の使い方だと思いませんか？

　人に会う予定がなく、「さみしい人だと思われたら嫌だ」としたら、「さみしい人」とジャッジしたのはだれなのでしょう？　なにかから目をそらすために、予定をパンパンに詰めてはいませんか？

POINT

休息も仕事のうち 予めスケジュールしておこう

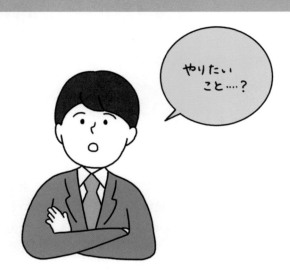

やりたい
こと…？

見失った「やりたいこと」は
心の中の「子どもの自分」に聞いてみる

　「周囲で結婚する人が増えたし、自分もそろそろ結婚しなくちゃ」
「やりたい仕事とか高望みはしないで、日々変わりなく過ごしたほ
うがリスクも少ないよね」

　今あなたが口にした言葉は、本心からのものでしょうか。

　自分が大人になったと感じたのはどんなときでしたか？　それ
は、顔色を変えずに理不尽を飲み込めるようになった頃でしょう
か？　もしくは、だれに言われなくても我慢を選択するようになっ
た頃ではありませんか？

　みんなのためや世間の声に合わせて行動を選択していくことが自

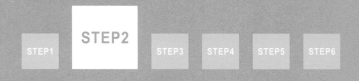

分の中の常識になっていたら、立ち止まってみて欲しいのです。

　あなたの本当の気持ちは、今どこにありますか？

迷子になった本心を
探すための３つの方法

　いつも周囲のことを考えて「みんな」のための選択を重ねていると、いつしか自動的に「そういう選択」をするようになってきます。心のクセになってしまうと、本心を見失いがちになってしまいます。

　本心は、決して無くなったりはしません。ただ、感じにくく、見つけにくい状態になってしまうだけです。

　「あれ、自分が本当に望んでいるのはなんだろう？」という気づきが訪れたら、ここにあげる３つの方法を試してみましょう。

方法１
自分の言葉に注目する

　簡単な目印を探します。「こうしたい」なら、やりたいこと。「こうしなきゃ」なら世間の声、という判断です。たとえば、「今日は定時で帰って撮り溜めたドラマを観たいけど、残業を引き受けなきゃ」と呟いたとしましょう。「撮り溜めたドラマを観たい」は「〜したい」なので本音。「残業を引き受けなきゃ」は「〜しなきゃ」となっているので、本当はやりたくないということです。

　些細なことにも思えますが、日常的に自分の「やりたい」を「〜しなきゃ」で上書きしているかもしれません。

方法2
言葉とからだのズレを拾う

　口で「こうしたい」と言っているからといって、それが本心とは限りません。たとえばこんな場合です。「経費精算の伝票をサッと出したい」と毎日思いながら、期限ぎりぎり（もしくは、怒られる）まで提出できない。言葉としては「〜したい」「〜したくない」と、本心のようにも見えますが、からだがついてきていません。

　これは、「頭」がそう考えて本心を装った言葉で、「心」と強く繋がっている「からだ」との連携が上手くいっていない状態なのです。

　このように、「〜したい」と言いつつもからだが動かないときは、「こうしたい」と思ったときのからだの状態を感じてみてください。できたら、小さな声で「こうしたい」と呟いてみると、よりわかりやすいでしょう。窮屈な感じがするときや、なぜか気持ちが沈むときは、単に義務感でそう思ったのかもしれません。少なくとも「今は」やりたくないのです。

　では、本当にやりたいことはどうすればわかるのでしょうか？

方法3
自分の中の子どもと会話する

　おなかのあたりにグッと意識を集中させて、幼い子どもの自分をイメージします。

　子どものイメージもさまざまですが、迷ったら「イヤイヤ期」と呼ばれる、2歳くらいがおすすめです。

　その幼い自分に、迷っていることを聞いてみてください。「みん

郵 便 は が き

料金受取人払郵便

日本橋局
承　認

501

差出有効期限
2023年1月31日
まで

103-8790

011

東京都中央区日本橋2-7-1
東京日本橋タワー9階

㈱日本能率協会マネジメントセンター
出版事業本部 行

||||·||·||"||·|||·|·||||·||·||·|·||·|·|·|·|·||·|·||·|·|·||·||·||

フリガナ			年 齢	
氏　名				歳
住　所	〒			
		TEL　（　　　　）		
e-mail アドレス				
職業または 学校名				

ご記入いただいた個人情報およびアンケートの内容につきましては、厳正な管理のもとでお
取り扱いし、企画の参考や弊社サービスに関する情報のお知らせのみに使用するものです。
詳しくは弊社のプライバシーポリシー（http://www.jmam.co.jp/about/privacy_policy.html）
をご確認ください。

ご購読ありがとうございます。以下にご記入いただいた内容は今後の出版企画の参考にさせていただきたく存じます。なお、ご返信いただいた方の中から毎月抽選で10名の方に粗品を差し上げます。

- -

● **書籍名**

● **本書をご購入した書店名**

● **本書についてのご感想やご意見をお聞かせください。**

● **本にしたら良いと思うテーマを教えてください。**

● **本を書いてもらいたい人を教えてください。**

★読者様のお声は、新聞・雑誌・広告・ホームページ等で匿名にて掲載させていただく場合がございます。ご了承ください。

ご協力ありがとうございました。

なのために、残業したほうがいいかな？」と聞いてみます。

その子がニコニコしていたら、残業しても OK。逆に、「イヤ！」と答えたら NO のサイン。イジケてしまい、すぐには返事をしてくれないことも。この、イメージした子どもこそが、あなたの本心です。

本心がわかったら、その子を守る頼もしい親になったつもりで、その子が喜ぶ選択をしてあげてください。

自分の本心を満たす選択を続けていると、次第に心の中にエネルギーが貯まってくるのを感じると思います。

また、親が子どもにしてあげられることといえば、より良い環境を与えてあげることでしょう。あるときは、一人で静かに過ごす一時かもしれません。またあるときは、大声を張り上げてひいきのスポーツ選手を応援することかもしれません。

ほかのだれでもなく、あなたの心を満たす行動と、それができる環境を意識して増やしていくことが、大切なのです。

子どものイメージが難しいときは、ぬいぐるみやアクセサリーなどでも構いません。ホッとできる場所でリラックスしていることがポイントです。驚くほどハッキリと気持ちがわかるかもしれません。

POINT

マインドフルネスで心を整えて
本心と対話しよう

PART 06　タイプ⑥ まわりの負の感情に 流されてしまう

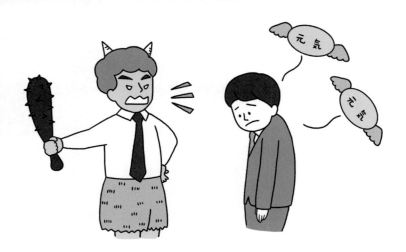

わたしの機嫌はわたしのもの あなたの機嫌はあなたのもの

　近くに機嫌の悪い人や落ち込んでいる人がいると、自分では望んでいないのに影響を受けてしまう。程度の差はありますが、いつでもだれにでも起こりうることです。

　自分にはまったく関係のないことで怒っている人がいると、たとえ会話を交わさなくても、だんだんと元気さや明るい気持ち、優しい気持ちを吸い取られてしまう気がしませんか?

　これはあなただけ起こることではありません。レベルの差こそありますが、だれもが被害者になり、そしてまた加害者になりうることなのです。

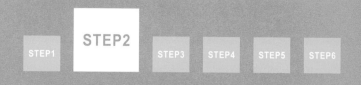

こんなときは次のような対策が良いと言われています。

・**「あの人機嫌が悪いなぁ」と思っても、そのまま放っておく**

・**物理的に離れてしまう**

・**自分自身に集中する**

特に3つめはマインドフルネスの得意分野ですね。

マインドフルネスで
「今、ここ」を取り戻す

　目の届く範囲にあからさまに不機嫌な人がいると、ついつい注意が逸れてしまいます。自分には関係が無いとはいえ、いつ怒鳴られるかもしれないと緊張したり、気づいていないだけで自分に原因があったのかもしれないと不安になったり。頭の中は不要な心配ごとでいっぱいになってしまいます。

　これは 「今、ここ」に自分の注意が向けられていない状態にほかなりません。「今、ここ」と言えば、マインドフルネス。安定した姿勢で呼吸を整えたら、散りぢりになった注意を自分のほうへ向けていきます。このとき、自分のまわりを卵の殻のような防護壁が守ってくれているイメージを追加するのも有効です。不要な恐怖心を手放し、心の静寂を取り戻しましょう。

　もしものときに手や物が飛んできそうな近さなら、マインドフルネスをやろうにも、やはり落ち着きを取り戻すのは難しいですよね。

　だったらいっそ、物理的に距離を置いてしまいましょう。

　「今席を立ったら、相手が変に思うかも」と心配な場合は、実際

の目的をつくります。**洗面所で手を洗うなど、行動に目的があれば、距離を取ることへのプレッシャーが減らせます。**

ケアする相手は
自分です

とても残念なことですが、不機嫌そうな態度やいつまでも落ち込んだ空気を出すことで、周囲の人をコントロールしようとする人がいます。不機嫌そう、なにかつらそうな様子を周囲に見せることで、周囲の人が気を使ったり、同情を示したりすることを期待しているのです。特に、あなたが真面目で優しいと周囲に思われているなら要注意です。あなたの真面目さ、優しさに付け込んで、心のエネルギーを搾取することが目的かもしれません。

いつも他人のケアばかりしていると、自分の心が枯れてしまいます。積極的に自分をケアする時間を取りましょう。

ケアといっても、大袈裟に考えなくて大丈夫です。たとえば、お気に入りのハンドクリームを塗るとか、温かい飲み物を入れなおすなど、普段から行っている行動を、ちょっとだけ意識してやってみれば良いのです。

心の傷は小さなうちに手当てをしてしまいましょう。どんなことをしたら自分のケアになるのかを、改めて考えてみるだけでも違います。

自分自身に注意を向け、大切な存在だと再確認する。気分転換のスイッチだと思って、普段からいくつか考えておくと良いでしょう。

「あの人は落ち込んでいるんだー」
以上は考えない

　目の前に落ち込んでいる人がいたら、慰めなくてはと思いますか？　それは本当に親切な行為でしょうか。落ち込む人を見るのがつらいからではありませんか？

　慣れるまでは難しいかもしれませんが、怒るのも落ち込むのも相手の自由ということを思い出してみてください。相手の感情は相手のものです。自分の感情とは切り離して考えるクセをつけましょう。

　「あの人は落ち込んで（怒って）いるなぁ」と現状を確認、描写したら、そこで考えるのをストップします。どうしてだろうとか、どうすれば機嫌が良くなるだろうとか、考えることを手放します。

　「あの人が落ち込んでいるのを見た。わたしとは無関係のこと」

　このように事実確認だけして、深入りはしません。相手の落ち込む自由を尊重するつもりで、積極的に無関心になりましょう。

　スルーの方法はマインドフルネスの基本です。**ただ、そこにある感情を観察して置いておく。良いとか、悪いとかのジャッジはしません。**

POINT

マインドフルネスを使うと
他人の感情に流されにくくなる

65

タイプ⑦　自分の感情をつい相手に押し付けてしまう

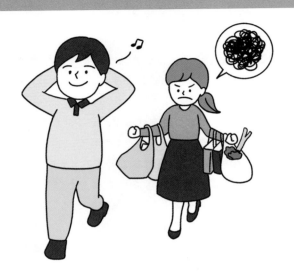

以心伝心はステキだけれど…

　言葉にしなくても、気持ちがわかりあえたと感じるのは、とても素敵な瞬間です。特に相手が察してくれたときは、自分のすべてが理解されたようで、幸せな気持ちになります。

　しかし、そんな瞬間は滅多に訪れないのが現実です。

　反対に、相手の気持ちや状況を「察して」先まわりして手を貸してあげる機会のほうが多いかもしれません。その行為を本当に相手が望んでいるのなら良いのですが…。

　相手のためと言いながら、実際は自分の思うような行動を取らせるよう誘導していることはないでしょうか？

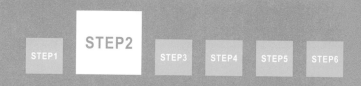

　人の「親切にされたら、親切を返したい」という気持ちを逆手に取って行動や考えを誘導しようとして、上手くいかないと怒り出す。厄介なコミュニケーションは意外と身近で見かけます。

　相手から引き留められたり慰めたりすることを前提に、別れ話を切り出したり、いつまでも落ち込んだ態度を続けることも、「わかりやすく大切にされたい」というあなたの気持ちの押し付けにほかなりません。

　たまになら、コミュニケーションのスパイスになるかもしれませんが、いつものことになってしまうと、逆効果でしかありません。

　ついつい、相手の気持ちを試すような言動をしてみたり、過剰な先まわりで親切を押し付けてしまうのを卒業したいと思ったら、マインドフルネスです。

　マインドフルネス瞑想では、心を穏やかにし、自分の注意を「今、ここ」に向けます。自分とそれ以外の境界線に気がつくことができますね。次にご紹介する方法で、自分と相手との距離感をいい感じで保つ練習をしてみましょう。

目の前の知らないだれかの
幸せを祈る

　偶然出会っただれかの幸せを祈ってみる。心の中で、ほんの数秒「幸せでありますように」と呟くだけで OK です。

　密かに投げかけた温かい気持ちや眼差しで、いつのまにか、自分の心のポカポカと柔らかくなるのが感じられるでしょう。

見守る
練習をしましょう

　だれかの失敗の予兆をいち早く感じ取り、ことが起こる前に対処してしまう。一見親切なようですが、相手の学びや成長の機会、失敗を体験するチャンスを奪っているかもしれません。会社の仕事でも子育てでも、最初からつまずきなく成長することはできません。

　そこで、**あなたは「失敗を見守ることに慣れる」ことが必要です。そう「見守りの練習」です。**

　会社の仕事など、現実に大失敗をされては損害が出てしまう場合もあるので、相手が「困っている」「助けて欲しい」と意思表示をするまで、グッと我慢するのです。

　細かい失敗の気配に目を光らせるよりも、起きてしまった小さな失敗を一緒に解決するほうを選んでみてはいかがでしょうか。

その親切は
見返りを求めていませんか？

　自分から進んで与えることと、なにかの代償として犠牲を払うことは、まったく違います。見返りを求めるということは、相手をコントロールしたい気持ちと繋がっています。

　「このくらいしてあげたのだから、少しくらいいうことをきいてくれてもいいだろう」という気持ちが出てくるのは、人として当然のことです。

　ですが、それをそのまま欲望として持つか、「そんな気持ちも出てきたなぁ」と観察してスルーするかは選ぶことができます。

与えすぎない
という親切

　状況や相手の気持ちを先手先手で汲み取って、物事がスムーズに進むよう、心を砕く。それはあなたが本当に望んでいることですか？

　そうすることで、「気が利くステキな人」と評価されることや、「あなたの要求も先まわりで叶えてもらうこと」を期待してはいないでしょうか。

　他人が、あなたの気持ちをつねに正確に読み取ることができないように、あなたの親切がいつも正解の的を射ているとは限りません。

　あなたが無理して「してあげた」ことが、相手に「されてあげた」を生んでいる可能性もあるのです。

態度ではなく
言葉で伝えよう

　謎の心理戦は疲れる割に効果がありません。お互いを信頼し、良い関係を構築する入り口として「希望は言葉で伝えあう」を習慣にしませんか？

　態度は読まずにスルーするのも合わせて行うと良いでしょう。

POINT

人は人、自分は自分
マインドフルネスで思い出そう

タイプ⑧
「いざ」で本領を
発揮できない

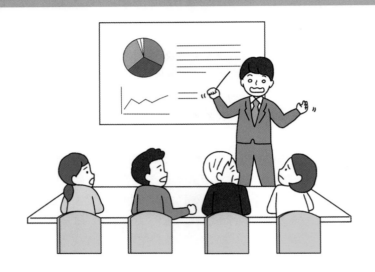

緊張で固まる自分を
「マインドフルネス」で観察

　大事な試験やプレゼンテーション、愛の告白にお祝いのスピーチ。「ここ一番」の大事な場面は、意外にたくさんあるものです。

　緊張する場面は得意ですか？　「失敗できない！」と思うほど、あり得ないような失敗をしてしまう。そうやって、どんどん自信を失っている人を大勢知っています。

　失敗を防ぐために自分でできることはあるでしょうか？

　マインドフルネス瞑想で練習した「自分自身の観察」を緊張の場面で思い出してください。

　日頃からマインドフルネス瞑想を続けていると、瞬時にマインド

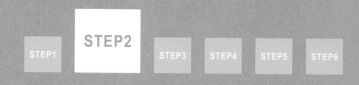

フルネスモードに入ることができるようになります。

　そこで、声に出さずに自分の観察を行います。「冷や汗をかいている」「膝がガクガクしている」「呼吸が浅くなっている」などなど。

　冷汗やひざの震えは、生理現象としてスルーしてしまいましょう。浅くなった呼吸は、いつものマインドフルネス瞑想の要領で、深くゆったりとしたリズムに修正できます。

　緊張した自分を観察することで、冷静さとリラックスを取り戻せます。

デキる自分を
演じてみる

　大事なプレゼンの舞台で多くの視線が集まる中、冷静さを保とうと努力しても、やはり限界はあるかもしれません。そんなときにとっておきの方法があります。

　あなたにとって緊張の舞台をたやすく、楽しそうにこなしている人はいませんか？　身近な人でなくても構いません。映画やドラマの登場人物でもＯＫです。その人は、このような場面でどんな振る舞いをしているでしょうか？　プレゼンの間だけでもその人の、そのキャラクターになり切って演じてみるのはどうでしょう？

　マインドフルネス瞑想で、自分の注意を観察することをやってきましたが、こちらは応用編です。

　観察し、比較する対象を、自分が選んだキャラクターの振る舞いと比べてみましょう。声の大きさや身振り手振り、視線の配り方も

大いに参考になります。

　本当のあなたは、緊張で頭が真っ白かもしれませんが、今だけは別人です。みんなが見ているのは、あなたが演じているキャラクターです。さぁ、なり切って、思い切り演じましょう。

　あなたが憧れたスゴイ人も、最初はだれかを真似て演じるところから始めたのかもしれません。

　演じるという意識を持つと、自然と自分や周囲を客観視できるようになります。自信があるフリから始めていきましょう。

もし憧れのあの人なら
どんな風に考えるだろう？

　だれかを演じるテクニックは、悩みの解決にも使えます。Ａの道へ進むべきか、このままＢの道に留まるべきか、という人生の選択から、ダイエット中だけれどケーキを食べて良いかどうかまで、幅広く対応しています。

　自分自身のことになると、つらいことは避けたいし、ラクをしたい気持ちが必ず湧いてきます。そう思うことに問題はありません。問題は、その先に好ましくない選択をするかどうかだけです。

　この選択を、「憧れの人」にやってもらうのです。もちろん、自分の心の中に作ったキャラクターに、ですが。

　ダイエット中なら、ダイエットに成功した未来の自分に、プレゼンの準備中なら、みんなから賞賛を浴びる未来の自分に、「今、どんな選択をしたから成功したのか」と、心の中で問いかけてみましょう。きっと、ステキなヒントが見つかるはずです。

必要以上の成功を
求めてはいませんか？

　あらゆることを完璧にやろうとして、必要以上のプレッシャーに襲われてはいませんか？

　ここ一番で思い通りの成功ができるに越したことはありませんが、あなたが求める成功や完璧のレベルが、必要以上に高いものになってはいないでしょうか？　本当に重要な部分に意識を集中したら、そのほかのことは大目に見るのも大事です。

　「成功する」に執着するあまり、余計な苦行を背負いこむのは得策ではありません。

　ときには失敗しても良いと自分に許可を与えることで、かえって上手くいく場合もあります。もしかしたら、必要のないチャレンジなのかもしれません。

　心の中の理想のキャラクターが「そのチャレンジやその努力って、そもそも必要なの？」と問いかけてきたら、ぜひ立ち止まって考えてみてください。

　そして、実は不要なチャレンジだったと思ったら、ときには逃げることも立派な選択です。あなたなら、どうしますか？

POINT

デキるキャラになりきって
思考や視点をガラリと変えよう

からだを使ったマインドフルネス①
クイック・ボディスキャン

心 がザワザワしたり、どうしようもなくイライラするとき、クイック・ボディスキャンがおすすめです。クイックの名の通り、5〜10分程度で行えます。

内容は、自分のからだ、とくに頭、心、部位に意識を向けて観察するというもので、座った姿勢で行います。

①マインドフルネス瞑想と同様に、椅子に浅く腰掛け、姿勢を整えます。

②軽く目を閉じ、少しの間呼吸に意識を向けます。

③まずは頭のてっぺんに意識を向けます。ゆっくりと髪の毛や頭皮、眉間、耳のように、注意を下のほうへ向けていきます。

④顔、喉、首へ意識を向けます。まぶたの動きや、頭を支える首など、自由に進めます。

⑤肩甲骨、背中に注意を向けて観察します。肩の凝りや

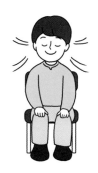

痛みを感じることがあるかもしれません。呼吸と共に動く肩や背中に意識が向くかもしれません。

⑥胸に注意を向けて観察します。このとき、なにかしらの感情が湧き起こるかもしれません。とらわれず、観察を続けましょう。

⑦腹部に注意を向けます。もしできたなら、内臓１つひとつにも注意を向けてみます。感情に変化があれば、それも観察しておきましょう。

⑧最後に数回、自分のペースで深呼吸を繰り返します。ゆっくりと目を開けて、今いる場所に意識を戻します。

いかがでしょうか？　からだの声は聞こえましたか？
もし、ネガティブな感情が溢れてきたら、ラベリング（P98）で対処できます。

STEP 2

理解度チェック

☐ 将来への不安や漠然とした不安は
　まだあなたの身に起こっていないこと

☐ 書く瞑想「ジャーナリング」で
　不安を手放す

☐ 「今」やりたいことに100%集中する

☐ マインドフルネスで他人との境界線を引く

☐ 休日に予定を詰め込まず、
　自分のやりたいことを見つける

☐ マインドフルネスを使って
　他人の感情に流されにくくなる

☐ 憧れの人になりきってものごとを判断する

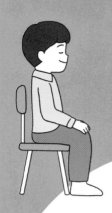
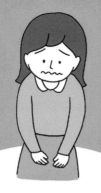
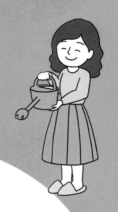

STEP 3

シーン別ご自愛①
仕事中のご自愛

心が一番疲れてしまうのは、やはりストレスが多い仕事です。しかし、逃げ出すわけにもいかない、という重圧もマインドフルネスで軽くすることができます。

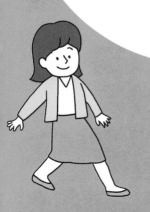
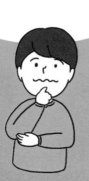
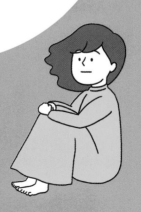

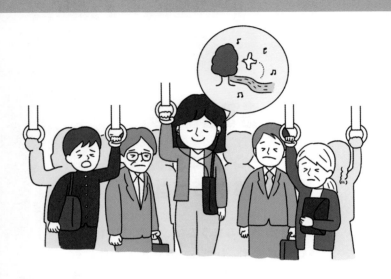

満員電車の通勤でも
「イライラする」を選ばない

　何年お世話になっていても、ぎゅうぎゅう詰めの満員電車は好きになれません。自動車で通勤するときも、お決まりの渋滞ポイントでイライラさせられることはありませんか？　職場への通勤時間は一日の始まりでもあります。そんな大切な時間を不愉快な気持ちで過ごすのは非常にもったいないことです。

　物理的に通勤経路や手段を変えることは、多くの場合非現実的です。しかし、**物理的な状況は変えられなくても、この状況をどのような気持ちで過ごすかは自分で選ぶことができます。**

　電車での通勤なら、車輪の音やつり革の揺れに注意を向けて、周

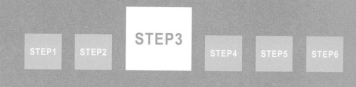

囲の不快な情報をキャッチしにくい心の状態をつくります。押されたりぶつかったり、引っ張られたりと、不意に訪れるアクシデントには、やっぱり「イラッ」「モヤッ」とした気持ちが起こります。そのときは、「今、イラっとした」と感情に気づいて、意識的に手放すことができます。イライラを持ち続けない選択です。

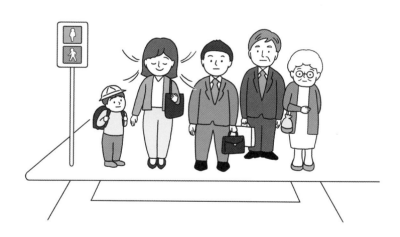

信号待ちは
心を整えるチャンス

　駅から会社までの道のりに、信号機はいくつありますか？　点滅する青信号を小走りで渡る習慣になっているでしょうか？　限られた移動時間を気まぐれな信号（言い掛かりですが）で足止めされるのは不愉快です。しかし、交通安全のためには仕方のないこと。だっ

たら、この短い時間を心を整えるために使いませんか？

　信号や線路の遮断機で一時停止しなくてはならなくなったとき、意識してゆっくりとした呼吸を1回だけ行ってみましょう。ほんの数秒のことですが、心にとっては休憩時間です。

　休息は大切とわかっていても、実際に何時間も取ることは難しいと思います。しかし、マインドフルネスを使った短時間の休憩なら、いくらでもつくり出すことができますね。

　初めから「信号は心の小休止タイム」と決めておけば、立ち止まるたびに休憩時間がやってきます。イライラではなく、ホッと一息を自動的に選べるようになるのです。

　エレベーターやスーパーでのレジの行列、ちょっとした待ち時間を「心を整えるチャンスがきた！」と受け取れたなら、その先の時間も気持ちよく過ごせることでしょう。

　隙間時間の活用にも、マインドフルネスは有効な手段です。

エレベーターは
呼吸のトレーニング場

　広くても狭くても、一人のときもだれかと一緒でも、なんとなく気まずいのがエレベーターに乗っている時間。特に、コロナウイルスの感染予防として「しゃべらないこと」がより重要視されるようになりました。

　この時間を「だれかと一緒でも自然に沈黙できるチャンス」と考えてみてはいかがでしょうか。周囲に怪しまれない程度に、こっそりとマインドフルネスの時間に変えることができます。

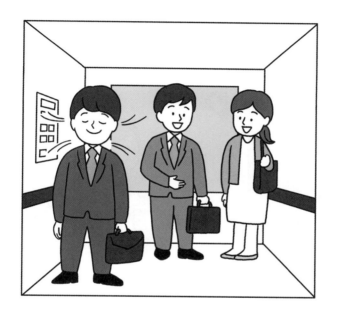

　目的のフロアへ着くまでの間、呼吸に集中してみましょう。 やり方はシンプルです。自分の呼吸の数を数えることに意識を向けるのです。

　今何階にいるのかを気にしつつも、呼吸に集中する時間。注意力をコントロールする練習にもなります。

爽やかなあいさつで
場の空気を味方につける

　朝、出勤のタイミングは、周囲とあいさつする良いタイミングです。このほかにも、廊下でだれかとすれ違ったときや、ほかの部署

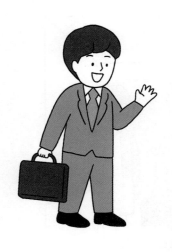
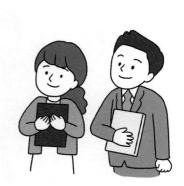

へ出入りするときなど、あいさつのタイミングも意外とたくさんあるものです。そのときはぜひ、**明るく爽やかなあいさつを心がけてみましょう**。長々としたおしゃべりは不要です。「短く」「明るく」「爽やかに」。これだけ守れば大丈夫です。

　もちろん、場所や場面によっては、大きな声でのあいさつが仕事の妨げになる場合もあるでしょう。そのときは、にっこりと笑顔で会釈する、意識して口角を上げるなど、場面に応じた工夫をしてください。

　気持ちの良いあいさつは、いい雰囲気をつくります。ぜひ、良い空気になるあいさつを選んでみてください。そして、良い習慣として自然に続けられたらなによりです。「笑う門には福来る」と言われています。

自分から
心を開いてみる

　心を開くと言われても、具体的になにをどうすることなのか、意外とわからないものです。

　こんな場面を思い出してみてください。気の合う友達とカフェでお茶をしながら、他愛もない会話を楽しんでいる。会話はスムーズに流れ、余計な緊張もなく、「話が弾んでいる」状態です。

　ちょっとした間違いに笑いあったり、話術ではなく話題を楽しんでいる時間です。このとき、会話している人たちは、お互いに心を開いた状態と言えるでしょう。

　このとき、あなたはどのような気持ちや態度でいたかを思い出してみてください。**相手の話を受け入れる気持ちができていたと思います。**その上で、言い回しの揚げ足を取ったり、話を途中で遮ったりしないよう、気をつけていたと思います。

　話す相手が、友人から上司や取引先の担当者に変わったとしても、基本は同じです。**相手の率直な気持ちを、まずは遮らないで聞く。**これはテクニックというよりも、心構えの問題ですね。

POINT

毎日の隙間時間を
心を整える機会にしよう

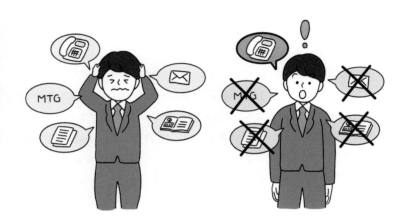

返事は期待せず
自分からあいさつを

出社して最初のあいさつをどのようにしているか、意識したことはありますか？　なんとなく部屋に入って、だれに向けるでもなく「オハヨウゴザイマス」っぽい音を出して、終わりにしてはいませんか？

あいさつとは、本来相手に向かってするものです。せっかくですから、基本に立ち返り、だれかに向かってあいさつをしてみましょう。

ある日突然ちゃんとしたあいさつを心がけたとしても、周囲の人から同じようにあいさつが返ってくるとは限りません。あいさつをすると選択したのは、あなただけなのですから。

もし、だれからもなんの返答も無かったとしても、それを気に病

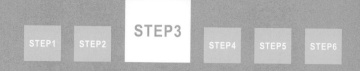

む必要はありません。

「無視された」とか「変な人と思われたかも」などのジャッジは無用です。自分はちゃんとあいさつするキャラの人になる。そこが一番大事なところなのですから。

隣の人の呼吸を
意識してみる

席について仕事や打合せを始めたとき、わたしたちは自然と場の空気を読んでいます。参加者の様子を見て、なんだか緊張するなと思ったり、今日は上手くいきそうとワクワクしたり。きっと、自分にとってのその場の雰囲気を感じ取っていると思います。

その注意を隣の人に向けてみましょう。

じっと見つめたりする必要はありません。隣の人、周囲の人の呼吸に注意を払って観察するのです。緊張して呼吸が浅くなっている人はいませんか？

目的は緊張した人を見つけてどうこうすることではありません。他人の様子を感じ取るには、あなた自身がリラックスしている必要があります。注意を自分の外側に逸らして、過度な緊張を取り除くことが目的なのです。

また、つねに周囲に気を配れるよう冷静な気持ちを持っていることが大切です。

もし呼吸の浅い人を見つけたら「緊張していませんか？」と声をかけるのもいいでしょう。場の空気をコントロールすることが目的

ではありません。

　あなたの落ち着いた雰囲気で、周囲を和ませること。場の空気を
より良いものにできたらなによりですね。

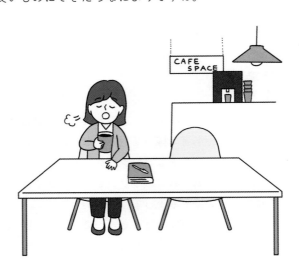

自分だけの
秘密の避難場所をつくる

　「ここにいると心が休まるなぁ」という、自分だけの避難場所を
持っていますか？　具体的な場所でなくても OK です。大好きな
コーヒーの香りや、いつも元気をくれる写真や音楽など、心のリラッ
クスと深く結びついている場所やものでも同じです。

　脳科学の研究によると、人の感情の記憶は、場所や物とセットに
なっているそうです。この仕組みを上手に利用して、日常生活のあ

らゆる場面にマインドフルネスの記憶をちりばめておきましょう。

心が落ち着く場所を持っていると、大変なときを乗り切る力になります。

たとえば、大好きなアイドルや家族、ペットの写真などを持ち歩くのもおすすめです。元気が枯れてしまう前に、こまめに自分をケアしてあげましょう。

お気に入りのカフェやとっておきの景色が見えるベンチなど、秘密の避難場所はいくつあっても多すぎることはありません。

いつでも自分を元気にできるアイテムを持っている。それだけで、元気や勇気がアップしますね。

送信ボタンを押す前に
深呼吸をする

仕事のメールやメッセージアプリ、SNS など、文章を使ったやり取りを行う場面はたくさんあります。特に、短い文やスタンプ画像で瞬時にやり取りが進むアプリでは、つい反射的にリアクションしがちです。

イラッとしたりムカッときたりした次の瞬間、感情に任せて返信してはいないでしょうか。せっかくの即時性が、お互いを傷つけあう負のループを強調してしまうのはもったいないですね。

イラっとしたときほど、意識的なクールダウンが必要です。一度深呼吸をして自分を取り戻し、それから返信文をつくるようにしましょう。

敢えて、返信までに時間を空けるのも有効な方法です。

　仕事のメールも同様です。不思議なことに、送信ボタンを押した次の瞬間、誤字脱字が目に飛び込んできます。相手に対して失礼はないか、誤字脱字や言い間違え・書き間違えはないかの再確認を習慣化しましょう。

　単なる業務メールだったとしても、相手の心を想像した一文を添えることで、相手への思いやりを示すこともできます。

　たとえ顔が見えていなくても、この文を受け取って読むのが、自分と同じ一人の人間ということを忘れずにいたいですね。

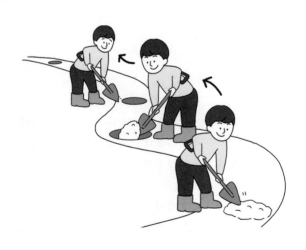

仕事の山には
優先順位をつけてみる

　やりたいこと、やるべきことの山にも容赦なく降りかかる緊急案件。いろいろな仕事が同時に重なることは、珍しくありません。

　書類を書いていたら後輩に質問をされて中断する。アドバイスをして書類に目をやったら、電話が鳴ったので応答。やっと電話が終わったと思ったら、書類記入に戻る間もなく会議室へ行く時間。会議が終わって席へ戻ると「書類の締め切りは昨日です」とメモが置かれていて…。

　考えただけでも疲れてしまいますね。こんな状況を脱するにはとマルチタスクに挑んではみたものの、どれも中途半端で終わってしまう。

　そんなときは、**やるべきことに優先順位をつけましょう。取り掛かる順番と優先度の決め方もルール化しておくと便利です。**

　1度に行うのは1つのことだけ。そうすることで、集中力を保つことができます。

一番大事な1つに集中する

　山積みの仕事を、優先順位で並べた「仕事の列」に変換したら、1つひとつやっていきましょう。

　当たり前すぎますか?

　しかし、この当たり前こそが、一番確実な方法です。そして、すぐ忘れられてしまうポイントでもあります。

　「今、やること」が決まったら、そのことだけに集中します。これには、目の前の仕事とは関係ない考えを頭の中から追い出す効果があります。

　「今、ここ」への集中はマインドフルネスの基本でもあります。

　また、重要なものを1つだけ選び、それに集中してやりきること
は、思わぬ効果をもたらします。

　なんと、仕事の量自体を減らせる可能性があるのです。

　「一番重要ではない」という理由で先送りしても影響が無いよう
な仕事ならば、実は初めから不要な仕事だったとは考えられません
か？　また、だれかが代わりにやってくれた仕事なら、自分でなく
てもよかったということがわかります。

　それでも終わりが見えないときは、自分ができる仕事の量を超え
ているということです。仕事内容の選別や、周囲との協力態勢から
見直す必要があります。

「仕事が遅い」
理由を分解してみる

　まわりに比べて自分は仕事が遅いと悩んでいる人は意外とたくさ
んいます。早いに越したことはないでしょうが、「遅い」にはどん
な原因があるのかを考えてみましょう。

　1つめは、親切・丁寧な対応には相応の時間が必要ということで
す。

　たとえば、他部署への依頼メールを送る場合で考えます。最小限
の用件だけを事務的に並べて、担当者へ送信する。

　これは単なる対応です。親切・丁寧な対応の場合は、「あの情報
があったほうがわかりやすいかも」「もっとこうしたほうがいいだ
ろう」という改善点から、「これもやっておかないと後々面倒なこ
とになる」という将来のリスクを事前に減らしておくための準備な

どにも時間が必要です。

仕事の上で手戻りが起きないように、念には念を入れた準備をすることでしょう。先まわりしてのリスク回避は、特になにも考えずに作業するよりも、ずっとたくさんの時間が必要です。

２つめは、**周囲の雰囲気にのまれて自分を急かしすぎている**ということ。周囲の人が忙しそうにしていたり、リスクなどを顧みずにバンバン進めて行くタイプだった場合、なんとなく自分もそのペースで仕事をしないといけないと焦ってしまうのです。

仕事の内容や、先々へのリスクの大きさ、完成度に対する自分の中のハードルなど、前提条件はさまざまです。周囲の人と足並みが揃うことが必ずしも必要とは限りません。

最終的な業務のクオリティを考えてみると、むしろ仕事が早いほうが低かったということさえあるのです。

POINT

一番大切なことを選んで
心も仕事も整理する

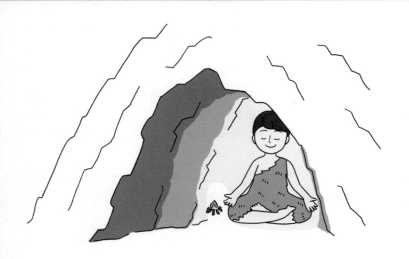

「休みたい」と思ったら
素直に休む日があっていい

　自分の本心を知って、適切にケアをすることは大切。頭ではわかっていても、いろいろな気持ちが湧いてきます。頑張りすぎても疲れてしまうし、自分を甘やかすとどんどんダメなほうへ流れていきそうで心配。

　でも、実際のところは「余計な心配はご無用。からだの求めに素直に応じて大丈夫」というのが、経験者たちからのアドバイスでした。

　からだが感じるストレスの１つひとつは小さく些細なことかもしれません。これらを丁寧に拾い上げ、からだの声に耳を傾け、ケアを重ねていくと「実は無理をしていたんだな」と気がつくことができます。

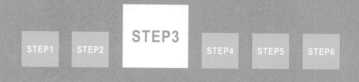

STEP1　STEP2　**STEP3**　STEP4　STEP5　STEP6

　自分自身の状態を受け止めることで、自分への思いやりの心も育ってきます。厳しく鞭打つ頑張りが減ると、心からやりたいと思えることにエネルギーを注ぐことができるようになります。

もし今、洞窟暮らしなら？ 心のタイムスリップで考える

　これはケアか甘えかと迷う場面では、大昔をイメージします。

　昔むかし、人間たちが洞穴で暮らしていた時代、電気もインターネットもありませんでした。夜を照らす電灯もありません。人工的な光を眩しいと感じるのは、生き物として当然のことです。

　この基準に戻ってみるのです。

　情報の波に呑まれて疲れてしまったら、インターネットはお休みします。人工的な照明が強すぎると感じるなら、キャンドルに火をともしてみる。

　疲れてしまった心とからだは、センサーが過敏になった状態かもしれません。そんなときは洞窟時代の人基準で、精神と肉体に休憩タイムをあげましょう。

　たとえば家族と暮らしていると、自分のタイミングで休息を取ること自体が難しく感じられるかもしれません。そんなときはザックリとした理由を伝え、余計な心配が起こらない状態をつくります。

　「疲れた」は頑張った証拠です。疲れたと感じたときは心をゆるめるサインが来たと考えれば、次にやるべきことがわかりますね。頑張った自分にねぎらいと休息時間をあげましょう。

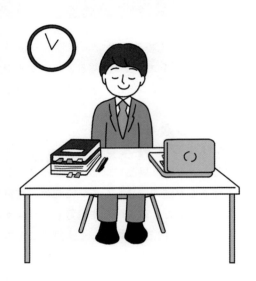

葛藤疲れには
マイルールで対策を

　オフィスの電話が鳴った場面を想像してください。あなたは10分後の会議を前に、急いで資料のチェックをしています。周囲の同僚たちもそれぞれ忙しそう。

　今電話を取ってしまったら、資料チェックができないし、場合によっては会議に遅刻してしまう可能性も。そこで「だれかが電話を取ってくれないかな」と願ってみたり、「でも忙しいし」と聞こえないフリをしたり、心中穏やかとはいきません。

　このような場面では、「周囲への配慮」（みんな忙しそう）と「自分の利益」（でも、わたしも忙しい…）が対立し、さまざまな考え

が頭の中をめぐります。

このような葛藤状態は、特にからだを動かしていなくても、とても疲れてしまいます。

ほかにも「上司に質問をしたいけれど、今は忙しそうだし」「食器を片づけてから寝るか、明日朝に先送りするか」。毎回のように生じる悩みで、悩む時間がもったいないと思う場面はたくさんあります。

こんなときは、予めルールを決めておいて、無駄なシミュレーションを止めてあげます。

自分がやらなきゃ
だれかがやる

オフィスで電話が鳴ったとき、3回に2回はスルーする、取るのは3回に1回だけ。上司に質問しようかと10分以上悩んだら、立ち上がって質問に行く。

「もし●●ならば××する」というパターンを、いくつか作っておきましょう。このパターンをマイルールとして、今後の判断のテンプレートにするのです。

「もし～ならば」をあなたはいくつ準備しますか？

もし本当に重要なことであれば、だれかがやります。毎回100%自分ができなくても大丈夫なのです。

小さいけれどジワジワと疲労感を募らせる原因である葛藤を減らすコツは「自分がやらなくてもだれかがやるから、大問題にはならない」と恐れを手放すことにあるかもしれません。

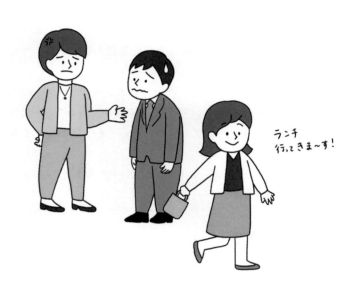

ランチ
行ってきま～す!

逃げてはダメなの？
本当に？

　電話が鳴っても3回に2回は出ないとなると、苦手な電話から逃げているような気がしてしまい、やはり心がザワついてしまいます。逃げてはいけないのでしょうか？

　自分に危険が迫ったとき、逃げずに立ち向かう動物は人間だけという話を聞いたことがあります。それはつまり、とても不自然なことをしているのだと言えるでしょう。

　逃げてもいいのです。逃げたことで罪悪感を感じるなら、次からは逃げない選択をすれば良いだけです。全部逃げる／全部立ち向かうの2択だけではありません。

こういうときは逃げる
と先に決めておく

　葛藤のところでもありましたが、やはり「こんなときは、こんな風に逃げる」と決めておくのがおすすめです。「こうしよう」「ああしよう」「どうしよう…」と悩む時間は減らしたいものです。

　逃げにもいろいろ種類があります。 このタイプの逃げなら、自分に許可をするというところまで決めておけば、あとは機械的な判断だけで、心のエネルギーを消耗させる心配はなくなります。

POINT

マインドフルネスで本音が見えたら素直に逃げてもいいじゃない

COLUMN 03

ジャッジせずに実況中継する
ラベリング

呼吸に注意を向けるマインドフルネス瞑想では、「今、息を吸って（吐いて）いる」と心の中で唱える方法がありました。このような心の状態で歩いていれば、マインドフル・ウォーキング（P134）、食事をすればマインドフル・イーティング（P154）と、日常の様々な場面でマインドフルネスを行うことができます。

たとえば、呼吸の様子や、ふと心に湧いた感情などを、ジャッジせずに実況中継する方法があります。この方法は、行動や感情をその都度、言葉で定義していくことから「ラベリング」と呼ばれています。

ラベリングのポイントは「現在進行形」で表現すること。「今、私は〜をしている」のように、「現在している行為」を表現することで、まさに「今」「ここ」にい

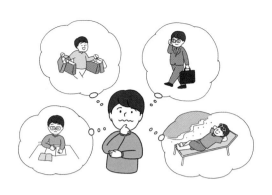

るマインドフルネスを鍛えていくのです。

　日常のごく普通の動作を行うときも、一時的に心の中で実況中継することで、自分を「今」「ここ」でなすべき行為に戻す効果があります。

　なにか特別な場面に備えるだけではなく、ちょっと気が散って困るとか、苦手な作業になかなか取り掛かれない、心がザワザワしてしまうといったときに、手軽に行えるテクニックです。

　ラベリングにより意識された行為・行動と、本来自分がしていなければいけない行為・行動が一致していないときは、心が疲れて無理をしていませんか？（P38自分の心の疲労度をチェック）。もしくは、本来やるべきではないことを無理にやろうとしてはいませんか？　立ち止まって考えてみる機会にするのも良いでしょう。

STEP 3

理解度チェック

☐ 通勤電車やエレベーターは
  心を整える絶好の機会と考える

☐ 緊張したときは隣の人の呼吸を意識して
  過度な緊張を取り除く

☐ 心が落ち着く場所を持っておく

☐ やることがたくさんあるときは
  優先順位をつけて集中する

☐ 周囲の雰囲気にのまれず原因を考える

☐ 葛藤するシチュエーションをチェックし
  対策するマイルールをつくる

☐ 「自分がやらなくてもだれかがやる」と
  恐れを手放す

☐ マインドフルネスで本音が見えたら
  素直に逃げる

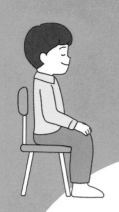
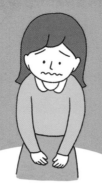
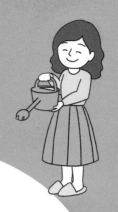

STEP 4

シーン別ご自愛②
おうち時間のご自愛

家に帰っても仕事のことを考えてしまい、憂うつになってしまう。そんなときには、マインドフルネスで心を整え、仕事に行くための準備をするのがおすすめです。

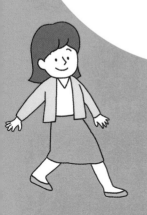
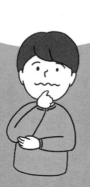
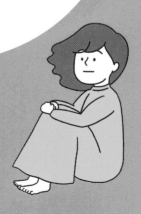

毎日の自分を整える身支度

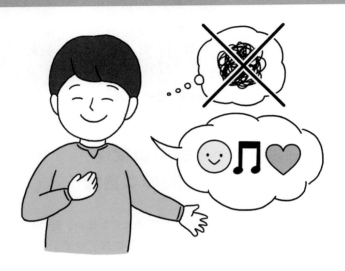

自分のからだの状態を日常の中で意識する

マインドフルネスは仕事の場面だけでなく、毎日の生活においても活用できます。とくにおうち時間の増えている現在では、自宅での過ごし方こそが大事といえるでしょう。**1日の開始や出かける前の身支度の中で、自分自身も整えていきましょう。**

また、日常的なさまざまな動作の中でも、自分のからだの状態を知ることができる機会がいくつもあります。本格的なボディスキャンを行う準備を整えたり、反対にボディスキャンを行うことで日常的にからだの状態を意識しやすくなったりするでしょう。

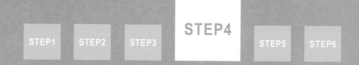

STEP1 STEP2 STEP3 **STEP4** STEP5 STEP6

朝一番のチェックインを
決めておく

まずは**朝起きて活動を始めるときに行うチェックインの合図を決めましょう。**時間のない朝には、忙しさや眠気の中で、無意識のうちに仕事や家事を始めてしまいがちです。しかし、今この瞬間の自分自身に集中するためには、今の意識がどこに向いており、これから意識をどこに向けるか、がわかっていることが必要です。

そういうときに、頭と心にスタートの合図を出すスイッチがチェックインです。チェックインは意識だけでも可能ですが、チェックインを動作と結びつけて行う人もいるようです。「朝ベッドの中で伸びをする」「立ち上がって声を出す」など、自分だけのスイッ

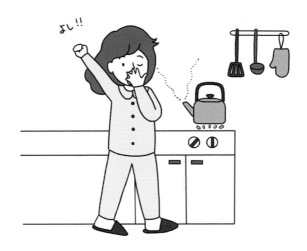

チを見つけてみましょう。こうすることで、なんとなく1日を始めるよりも、気持ちも頭も前向きにスタートする感覚を味わうことができます。

毎日の洗顔を
丁寧に行う

　毎朝の洗顔のとき、あなたはなにを考えているでしょうか。「まだ眠いな」とか「面倒だな」といったことを考えて上の空だったり、その日に行う仕事や次の行動のことを考えていたりはしないでしょうか。洗顔できちんと汚れを落とすためには丁寧に洗うことが大事、と言いますが、「丁寧」というのは動作だけでなく、心を込めて集中するということでもあります。

　洗顔をマインドフルネスに行うには、泡に包まれる感覚や水の心地よさに意識を集中します。心も丁寧に洗顔することで、肌の汚れとともに心の滞りも洗い流せる感覚になるのではないでしょうか。最近の研究でも、洗顔をマインドフルネスに行うことで、ストレス解消やリラックスなどの効果があることがわかってきています。

歯磨きを反対の手で
行ってみる

　歯磨きは洗顔とともに毎朝のルーティーンとなっている人がほとんどだと思います。そんな歯磨きでも自分の身体感覚を意識し直すことができます。普段歯ブラシを持っている利き手とは逆の手で歯を磨いてみましょう。利き手ではない手で日常の動作を行うと、不

自由さを始め、身体的な違和感を感じて初めて気づく感覚もたくさんあります。

人間のからだは、左右のバランスが均等なほうがいいとされていますが、利き手や利き足の反対の手足や動かさない部位は、次第に思い通りに動かなくなっていき、その部位を司る脳の働きもどんどん鈍くなっていきます。

その一方で、**脳の神経には可塑性という性質があるので、使えば使うほど変化や成長し、活性化する**ことがわかっています。

歯磨き以外にも、パソコンのマウスを使う手を反対にしてみる、足の指を5本それぞれを意識しながら動かしてみるなどしてみてもいいでしょう。普段使わない部位を積極的に動かすことで、目覚めていく新たな身体感覚を楽しんでみましょう。

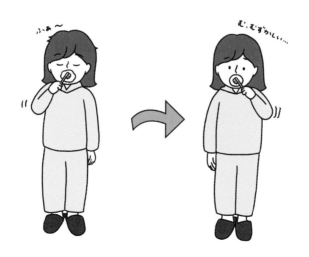

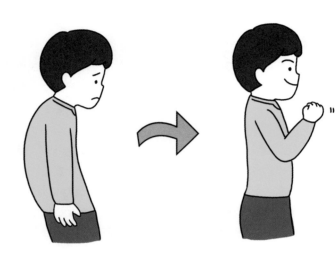

姿勢を変えれば
気持ちも変わっていく

　気分を変えるためにはあなたの姿勢を見直してみましょう。人の心というのは、姿勢や行動とリンクしています。あなたの日常を振り返ってみてください。眠気を感じるときや憂うつな気分のときは、姿勢が悪くなっていることが多いのではないでしょうか？

　これは反対に、姿勢を整えれば心が整うということでもあります。禅の世界には「調身、調息、調心」という考え方があります。これは「からだを調えることで息が調い、息が調うことで心が調う」という考え方で、どれか１つが欠けてもほかが成り立たない、とされています。

　たとえば、自分の口角を上げてニッコリとした笑顔を作ってみま

しょう。その笑顔のままでネガティブな言葉を口にしようと思っても、なかなか出てこないのではないでしょうか？ これも心とからだがリンクしているからなのです。

　落ち込んでいるときや、心が落ち着かないときなど、今この瞬間の姿勢を見直すだけで、気持ちを変えることができるのです。

空腹を感じるまで
ごはんを食べない

　規則正しく生活している人であれば、1日3食のごはんをきちんと食べている人が多いでしょう。「健康のためにも、朝食を抜いたりせず、3食しっかり食べましょう」とよく言われます。しかし、飽食と言われる現代においては、1日3食では食べすぎである、という医学者もいます。そもそも1日3食という考え方は江戸時代に伝わったもので、我が国においては意外に最近の習慣なのです。

　あなたは本当に空腹を感じた上で食事をしているでしょうか？ ランチの時間だから、友人との食事だから、という**日常のルーティンの中で、惰性で食事をしていたりしないでしょうか？**

　お腹が減っていなかったり、食欲が湧いていないにもかかわらず、惰性で食事をしている、という人は、一度見直してみるのもいいかもしれません。特に間食が習慣になっている人は、空腹を感じないまま、食事をしてしまっていることが多いでしょう。

　3食きっちり食べることにこだわらず、自分自身の空腹に気づくまで食事をしない日を作ってみることをおすすめします。たまの空腹感をしっかりと味わうことも、マインドフルネスの第一歩です。

からだが感じた空腹感にしたがって食事のタイミングや食べる量を決めてみてはいかがでしょうか。

　空腹のままで過ごす必要はありませんが、適度な空腹感は集中力を高めたり、消化器を休ませてくれるという効果もあるとされています。

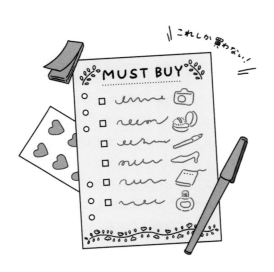

心が乱れていると
部屋も乱れてしまう

　日々の家事も、マインドフルネスの考え方で行うことができます。**たとえば家事に気が向かないようなときには、目の前の1つの作業に集中してみるといいでしょう。**掃除であれば、1箇所だけを徹底的に掃除する、ほかの場所はその日は考えない、というものです。

仏教では掃除や料理などの労務を修行の1つとしていますが、家事を自らの修行だと考え、集中することで、乱れた気持ちが変化するかもしれません。

また、部屋の片付けにおいては、まず不要なものを増やさないとことも重要になります。余裕がないときに部屋が散らかってしまう、というのは、多くの人が感じているのではないでしょうか。これには単に掃除の時間が取れない、というだけでなく、余裕がないときには1つひとつの買い物に意識が向かず、なんとなく必要そう、といっただけで買い物をしてしまう、という理由もあります。

本や服や趣味のものは心が乱れているときにこそ増えがちで、それがさらに部屋を乱れさせることにつながっているのです。「新しいものが欲しいな」と思ったときには、今の自分の心に向き合って、本当に必要なものかどうかを判断しましょう。

POINT

生活の中でマインドフルネスを意識すると生活の質も向上する

PART 02 ラクなほうに マインドを変えてみる

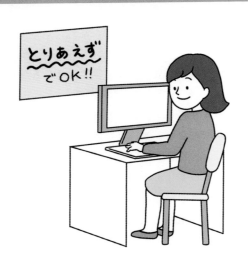

ラクなほうに
マインドを変えてみる

　日々の仕事や生活の中で感じるイライラや心のざわざわ、ストレスといったものを減らすためには、考え方やマインドを変えてみることが一番です。

　日頃から緊張感のある状態や気を張った状態を続けていると、心もからだも疲れ切ってしまいます。大事なのはよりラクなほうにマインドを切り替えること。

　状況が変わっていなくても、見方や考え方を変えるだけで、心がラクになることはたくさんあるのです。ここからは、いろいろな状況に応じた、マインドの切り替え方を見ていきましょう。

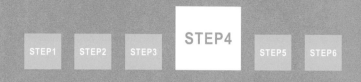

①「とりあえず」でも物事は進んでいく

色々と考えすぎてしまってなかなか行動に移せない、という人もいるでしょう。そういう人はベストな方法がわかってしまうからこそ動けない、という場合に陥っていることが多いのです。

そういうときも、マインドをラクなほうに変えてみることが必要です。**自分が考えすぎている、と感じたら「とりあえず」と考えてみるようにしましょう。**

「きちんと相手に方向性を示してから指示を出したいけれど、とりあえず現状のデータを見せてもらおう」「順番的にはAをやってからB,Cと進むのが良いのだけれど、今はAに取りかかれないので、とりあえずCの作業から始めてしまおう」といった具合に考えることで、日々の仕事や生活がぐっとスピーディに、かつ気がラクになるはずです。

とりあえず、と考え始めたときは「本当はこうするのがベストなのに」ということが気になってしまうかもしれません。しかし「とりあえず」でもいろいろな物事が進んでいく、ということがわかるにつれて、どんどん気がラクになってきます。

もちろん、ベストの方法より時間がかかったり、手間が増えてしまっているかもしれません。しかし、つねにベストを気にしていたり、考えすぎたりして疲れてしまうことが減ることで、マインドフルネスな状態を維持する助けになることでしょう。

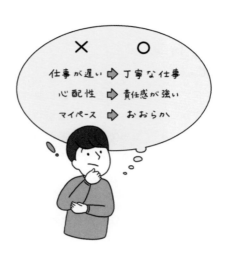

②欠点を気にするより 長所に目を向ける

　あなたは、他人の欠点がよく見えるほうでしょうか。また、そうして見えてしまった欠点が気になるほうでしょうか。人間にはだれしも欠点があるものです。欠点のない人間なんていないと言っていいでしょう。

　言葉遣いが悪い、愛想が悪い、気遣いができない、思いやりがない……etc。いちいち**他人の欠点を見つけては気になったり、指摘したりしていては、あなた自身の心のストレスも増大してしまいます。**

　論語には「人の短所は忘れて、長所を見つけて尊敬しよう」という意味の言葉があります。言うのは簡単ですが、これを本当に実践できている人はあまり多くありません。だれしも欠点があるのと同

じように、どんな人にも長所があるのです。

　そして、**一見すると欠点のようなことであっても、見方を変えることで長所が見えてきます。**たとえば、仕事が遅い、と思っている人も、見方を変えれば1つひとつの作業を丁寧に行っている人かもしれません。一見すると短気だと思える人も、テキパキと行動できる人、というように見方を変えることもできるでしょう。

　逆に言えば長所も見方を変えることで短所になり得るのですが、長所を見つけるほうが、欠点を気にして心を疲れさせるよりより「ラク」になるのです。

③自分の見方を変えれば もっとラクになる

　あなたは「自分はダメな人間だ」と思っているでしょうか。あるいは「自分は素晴らしい人間だ」と思っているでしょうか。これは、どちらの見方も間違いではありません。長所と短所と同じように、「ダメな人間」「素晴らしい人間」というのは、同じ人間を別のフィルターを通してみたり、別の方向から見れば、どちらも存在しているはずだからです。

　どんな人、どんなモノであっても、見方やとらえ方はさまざまです。であれば、「自分はダメな人間だ」というフィルターで自己嫌悪に陥るよりも、「自分は素晴らしい人間だ」というフィルターをかけてしまうことをおすすめします。自分以外でも、どんな人にもモノにも、自分で好きなレッテルを貼ってしまえば、より物事がラクにとらえられるはずです。

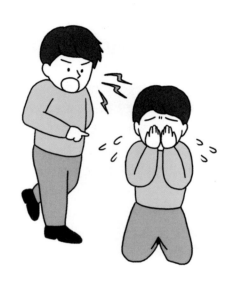

　たとえば、同じ仕事をしている人でも、毎日「忙しい」と言っている人と、毎日「暇だなあ」と言っている人がいる場合、どちらが「ラク」なマインドになれているのか、といえば明らかに「暇だなあ」と言っている人のほうです。仕事量が同じでも、忙しいと思っている人だけが忙しさを「感じて」いるのです。

　つまり、**やることがどんなに多くても、気持ちにゆとりさえあれば、忙しさを感じないのです。**ではどうすれば忙しさを感じない「ラク」なマインドになれるのか。1つの方法としては、「忙しい」の代わりに「毎日充実している」。「暇だ」という代わりに「ゆとりがある」と言ってみましょう。言葉の使い方1つで、心のあり方は大きく変わってくるのです。

④パニックになったときは 1つずつやっていく

一度にあれもこれもと仕事をしなければいけないとき、パニックになってしまうという人は少なくないでしょう。書類をつくらなければいけないときに電話やメールを受けてしまい、そちらの用件も進めなければいけない、といった場合や、別の人から同時に異なる仕事を頼まれてしまった場合など、なにから手を付ければ良いのかわからなくなってしまうのです。

そんなときに考えるべきなのは「1つひとつやっていこう！」ということです。言葉に出して言ってみるとより効果的です。いくつも仕事があるのに1つのことだけ考えるのは難しいかもしれませんが、「1つひとつやっていこう！」ということで、1つの仕事に集中し、目の前にあること以外を頭の外に追い出してしまうことができます。複数の仕事を上手くこなせる人であっても、一人の人間が一度にできることは1つだけ。パニックにさえならなければ1つひとつこなすことができるはずです。

また、こういう場合に「複数の仕事の優先順位をつけて手をつけるべき」とよく言われます。これも上手くできる人であればそれで良いのですが、**優先順位をつけるのが苦手であれば「順位は付けない」と考え方を変えてしまうことをおすすめします。**ではどの仕事から手をつけるのか、それは「今一番重要なこと」です。それ以外の順位については考えないようにするのがポイント。最も重要なことにだけ集中し、それが終わったら次の「一番重要なもの」を探す……。それを繰り返していくのです。

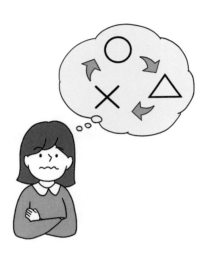

⑤気づきすぎてしまうなら
気づかない人のマネをする

　優秀な人ほど、周囲のいろいろなことに気づくものです。たとえば、職場における業務上の問題や、より効率的な業務の方法などに気づくことができる人は、特に意識しなくてもそれに「気づいてしまう」ものです。

　しかし、それに気づいてしまうと、結果としてその仕事が自分に任されてしまう、ということもありがちなことです。なぜかいつも仕事が増えて忙しくなってしまうタイプの人は、こういうパターンが多いでしょう。そんなとき、より「ラク」なマインドはどのようなものでしょうか。

　まずは「気づく」ことと「対応する」ことは別のものだと考える

ことです。気づいてしまったからと言って、それに対応するかどうかはあなた自身が決めましょう。よほど重大な問題でなければ、ひとまず放置しておいても問題ないことはたくさんあります。

　次に「対応しなければ、という気持ち」を変えていきましょう。仕事なのにそんなことはできない、と思うかもしれませんが、あなたの職場にもそういうことに「気づかない」タイプの人はいませんか？　そんな人がいても職場が回っているということは、あなたが気づかなくてもなんとかなることはたくさんある、と考えることです。こうやってマインドを切り替えることで、今まであなたが気づいてあなたが対応していた物事が、ほかの人にも分散されるようになります。あなたも必要以上に気づいてしまったことに対して気に病む必要もなくなるでしょう。

POINT

生活の中でマインドフルネスを意識すると生活の質も向上する

つらくなったら
五感を司ろう

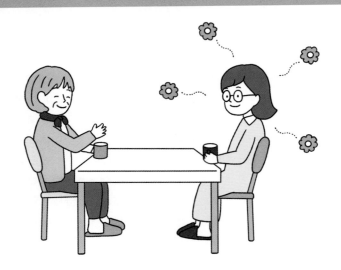

周囲からの刺激に
感覚を鈍らせない

　日々の生活や仕事の中で、人はいろいろなストレスを受けています。人の感情や雑音、職場の雰囲気など、さまざまなノイズがありますが、繊細な人ほどそれを鋭敏に感じ取ってしまい、心身にダメージを受けてしまうのです。

　こうしたノイズの多い状態では、自分の感覚に集中するマインドフルネスな状態をつくり出すことは難しいでしょう。しかし、その対処において大切なのは、それらの刺激、ノイズに対して、心を閉ざしたり感覚を鈍らせるようなことをしないようにすべき、ということです。

STEP1　STEP2　STEP3　**STEP4**　STEP5　STEP6

　人間関係においてストレスを感じないように感覚を麻痺させたり、人の気持ちを感じて疲れないように心を閉ざしたり、といった対処をしている人も多いのではないでしょうか？　もちろんそういった対処が必要な場面もあるでしょうが、つねにそうやって嫌なものやつらいものに対する感覚を鈍らせていると、いいものに対する感覚も鈍ってしまい、生きていく上での喜び、ときめきといった感情も感じにくくなってしまうのです。

　その状態が続くと、自分がどうしたいのか、自分にとっての幸せとはなんなのか、がわからなくなっていってしまいます。

　こういった刺激に対しては感覚を鈍らせるのではなく、刺激を物理的に防ぐことが効果的です。

五感のうち
鋭いものから取り組もう

　これらの刺激を防ぐにあたっては、感覚を視覚、触覚、聴覚、嗅覚、味覚の５つ、つまり五感に分けて考えることが重要です。**そしてその五感のうち、鋭いものから重点的に対処を考えるのが効果的です。**どれが一番鋭いかは、人によって違いますので、自分が周囲の空気を感じ取る場合に一番良く使っていると思われる感覚から試すのが効果的です。次のページからは、下の２つについて、具体的な方法を見ていきます。

- **五感に感じる刺激を防ぐ（予防）**
- **遮断した五感を回復させる（ケア）**

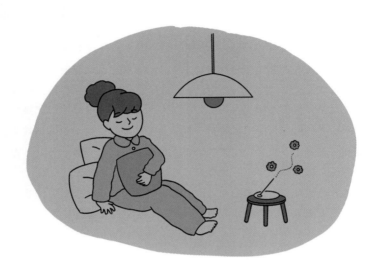

①五感に感じる「刺激」は どうやって防ぐ？

　それでは、五感それぞれに関して、刺激を防ぐ予防方法です。

■視覚

　視覚による情報量は五感の中でも特に多く、**視覚刺激にストレスを感じている人も多い**ことでしょう。中には、人混みの中で色々な人の格好や動きが気になったり、お店で商品に貼られているラベルや説明のポップなどで目が回る、という人もいます。

　すれ違った人の表情や持っていたものなど、自分にまったく関係ないものまで目に入ってきては、脳が情報処理に使われてしまうた

め頭が休まらず、ストレスを感じやすくなってしまいます。

そうならないようにするためには

・メガネやコンタクトレンズの度を下げる

・サングラスをかける

・伊達メガネをかける

といった対処により、必要以上のものが目に入らないようにすることがおすすめです。最近では、ブルーライトカット用の度の入っていないメガネも多く販売されていますので、上手く利用しましょう。

■触覚

触覚が強い人は、苦手な人とすれ違うと肌に刺激を感じるなど、苦手なものや場所の嫌な感じを、肌で感じてしまう場合があります。そういった人は、服に守ってもらうことが基本になります。

・心地いい素材で肌を覆う

・肌の露出部分を減らす

・明るい色の服を身につける

触覚が鋭い人の場合、衣服に覆われることも負担に感じることがありますので、できるだけ肌触りの良い素材を選ぶこともポイントになります。肌触りのいいカーディガンやストールなどを用意し、刺激を防ぐときだけ羽織るといった対処もいいでしょう。

また、人によっては、明るい色の服を身につけることで、その場所の嫌な感じを跳ね返せる、と感じる場合もあるようです。自分にあった対処方法を探してみましょう。

■聴覚

　音に関しては、突然の大きな音がストレスになる人や、ベッドに入ってから、家電や時計の発する小さな音が気になってしまう人まで、さまざまなタイプの人がいます。まずは苦手な音がする場所を避けたり、極力音を発するものを止めたり遠ざけたり、といった小さな工夫から始めてみましょう。

　それでも電車の中など、自分で音の制御ができないような場所に行くときには、以下のような方法がいいでしょう。

・**ノイズキャンセリングイヤホンをつける**

・**耳栓をつける**

・**イヤホンで心地良い音楽を聞く**

　イヤホンに関しては、さまざまなタイプのものが販売されていますので、自分にあったものを探してみましょう。出かけるときにカバンの中に耳栓を入れておいて、**気になる音をこまめに防ぐだけでストレスをかなり軽減できます。**大きな騒音が苦手、という人は、耳を完全に塞ぐのではなく、音を軽減するタイプの耳栓なども試してみるといいでしょう。

　また、聴覚が鋭い人には住む環境も重要です。引っ越しの際には、鉄道や大きな道路との距離、周辺の店舗などをチェックし、特に夜の音環境を確認してから住まいを決めましょう。

■嗅覚

　匂いもストレスを感じやすい部分です。満員電車の匂いがだめ、タバコの匂いが苦手、など、さまざまな匂いに敏感な人がいること

でしょう。匂いに対する対処は以下のようなものがあります。

・マスクをつける

・好みの香りの香水やハンドクリーム、ヘアワックスをつける

・アロマペンダントをつける

　マスクは最近ではつけることが当たり前になっていますので、不審がられず匂いを防ぐことができます。口と鼻が覆われることで、心理的な安心感も高くなります。

　また、心地いい香りで自分を包み込むという方法もあります。落ち着ける香りのアロマなどを使うことで、単に匂いを防ぐ以上の効果も得られます。アロマオイルを入れて首から下げておけるアロマペンダントなどもありますので、上手く活用しましょう。

■味覚

　人間が生きていく上で不可欠な食事からも、刺激を受けてしまう場合があります。添加物の多い食べ物を食べると舌がピリピリしたり、体調を崩してしまう、という人もいることでしょう。

　そういった人の対処法は

・刺激の強い食べ物を避ける

ことが一番の予防方法になります。

　どういった食べ物に刺激を受けてしまうかは人によって異なりますので、原材料表示をよく見て添加物の少ない食べ物を買うなどして、自分のからだに合った食べ物を見つけていきましょう。

②すぐできる
五感の復活方法

　予防ができずに五感が刺激されてしまった場合は、**疲れた五感を回復させてあげることも大事になります**。また、予防によって鈍らせた五感を復活させるにも役立ちます。

■視覚
- **部屋を暗くして過ごす**
- **アイマスクを使う**
- **布団をかぶる**
- **ベッドから見えるものを減らす**
- **家電の電源ランプを塞ぐ**

　視覚刺激で疲れたときはもちろん、仕事や遊びなどで神経が興奮しているときにも、**部屋の明かりを落とすことはおすすめです**。人は光にさらされると興奮し、活動的になります。その反対に、リラックスしたいときは部屋の明かりを1段階落としてみましょう。電灯をすべて消して、ロウソクを使ってみるのもいいでしょう。

　眠るときにはアイマスクを使います。タオルなどを目の上に乗せるだけでも、かなり効果的です。布団を頭までかぶって、五感すべてを遮断してしまうのもありです。

　また、ベッドに横になったときに見えるものや、エアコンなど家電製品の電源ランプはリラックスの妨げになります。物を減らし、電源ランプをテープなどで覆ってしまいましょう。見えなくなると困るランプは、マスキングテープなどで光を弱めましょう。

■聴覚

・静かな場所で休む

・寝室に家電製品を置かない

　**聴覚のケアには「予防」で紹介した耳栓やノイズキャンセリング
ヘッドホンといった方法も利用できます。**それ以外には、静かな場
所へ行ったり、静かな環境をつくり出してそこで休むことが最適で
す。また、海の波音の BGM やクラシック音楽など、心地よく聞け
る音を流すのもいいでしょう。

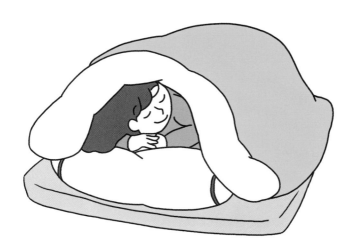

■触覚

・タオルケットや柔らかい毛布に包まれる

・肌触りのいい部屋着を身につける

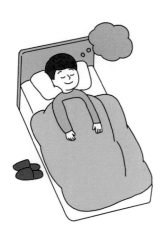

　触覚が鋭い人のケア方法は、タオルや毛布などに全身覆われることが一番です。さまざまな素材のものが売られていますので、自分に合った、心地いいと思える素材のものに赤ちゃんのように包まれてみましょう。部屋着やパジャマに関しても、店頭で実際に肌触りを確かめてから購入するようにしましょう。

■嗅覚

- **アロマを焚く**
- **好きな匂いの場所に行く**

　嗅覚のケアも「好きな匂い」「落ち着ける匂い」の環境に身を置くことが大事です。あるいは香りを嗅ぎすぎて嗅覚が疲れている、と感じた場合には、無香料の消臭剤を用いて香りをリセットしてみるのもいいでしょう。

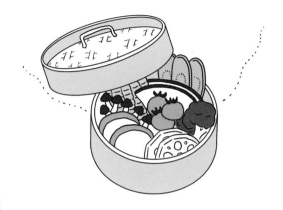

■味覚

・シンプルな食べ物を口にする

　味覚の刺激に疲れてしまったときは、複雑な味の食べ物よりも、塩や味噌だけを使った蒸し野菜など、**シンプルな味のものがおすすめ**。シリコンスチーマーを使えば電子レンジですぐにつくれます。

　また、食べたいもので自分の心の状態を知ることも可能です。「ストレスがあるとスナック菓子が食べたくなる」など、食べたい物をきっかけに自分のからだの状態を意識するようにしてみるといいでしょう。

POINT

五感への刺激は「予防」と「ケア」の2段階で対処しよう

回復力を日々上げる

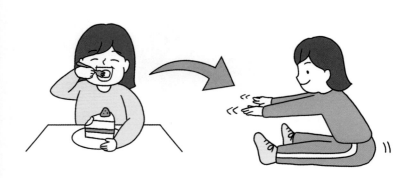

マイナスの感情から
立ち直るための回復力

　わたしたちは日々の生活の中で起きるさまざまな出来事に対して、落ち込んだり不安を感じたり、ショックを受けることがあります。そういった心のダメージから回復するための力をレジリエンスと言います。もともとは生態系の「復元力」を指す言葉でしたが、現代心理学では「逆境やストレスに直面した際に、それらに適応できる精神力と心理的プロセス」を指すようになりました。いわば「心の回復力」ともいえるでしょう。

　レジリエンスを高めることで、悲しみのループから抜け出したり、いろいろな出来事や感情を自分の中で落ち着いて受け止めることが

できるようになります。マインドフルネス瞑想を行い、「今、この瞬間」に集中することで、後悔や不安などのネガティブな感情にさいなまれることが減り、落ち着きを感じられるようになります。

さらに瞑想に加え、マインドフルネスな日々を送ることで、レジリエンスを高めることができるようになります。ここからは具体的に**心の回復力を高めるための日常的なマインドフルネス**を紹介していきます。

お風呂での瞑想を 毎日の習慣にしてみる

　1日の終わり、**お風呂でのリラックスタイム**は、マインドフルネス瞑想を行う機会でもあります。のぼせないよう、38℃ぐらいのぬるめのお湯に浸かって瞑想を行います。その際には天然の入浴剤を使ったり、照明を暗くし、キャンドルを灯すなどして、リラックスできる環境をつくることもおすすめです。

　お風呂に入ることは毎日の習慣ですから、この時間をマインドフルネス瞑想に当てることで瞑想も習慣化できるようになります。

眠る前に行いたい 5分間のマインドフルネス

　睡眠の質を向上させることは、心の回復力を高めるために非常に大事です。年齢や体調によって睡眠の長さや質は変わっていきますが、元気なのになかなか眠れないという人は、いざ眠ろうとしても

頭の中の考えが止まらないということが問題になっている場合があります。考えが止まらないときには、不安や恐れ、心配などネガティブな感情が大きくなりがちです。たとえネガティブなことでなくても、思考が止まらないことで逆に疲労が増えてしまうのです。

眠る前に5分間でいいので、瞑想のための時間をとってみましょう。部屋の明かりを消して姿勢を正し、リラックスして座ります。そして自分のその瞬間の呼吸に集中していきましょう。

その日の反省や明日への心配などが浮かんできたら、それに気づいた上で呼吸に意識を戻すようにしましょう。こうすることで、寝つきがよくなったり、なにが自分の眠りを妨げていたのか、頭の中の雑音に気づくことができるようになったりします。

最近では、瞑想のためのスマートフォンアプリなどもあるので、利用してみるのもいいでしょう。寝転がって瞑想を行い、そのまま眠りについてしまうのも悪くありません。

書き出すことには
さまざまな効果がある

ショッキングな出来事やそれによってネガティブな感情が生まれたときには、レジリエンス瞑想を行うことで心の回復力を高めていきましょう。ポイントとなるのはネガティブな感情や出来事から距離を取り、様々な側面から観察をすることです。

その際に役立つのが「ジャーナリング」です。頭の中で考えているだけでなく、実際に文字にして書き出すことで、さまざまな効果があるのです。レジリエンス瞑想について説明する前に、このジャー

ナリングの効能について説明しましょう。

不安を書き出して
整理してしまう

どのような人であっても不安はつきもの。マインドフルネス瞑想には不安を抑える効果もありますが、どうしても不安な気持ちが膨らんでしまい、瞑想に上手く入れないといったこともあるでしょう。

そんなときにおすすめなのが、不安に思っていることを書き出すことです。これを「ジャーナリング」といいます。

紙やノートを用意し、あなたが思いつく不安要素をすべて書き出していきます。大きいものから小さいものまで、とことん書き出すのがポイントです。そうして書き出したものを眺めてみると、自分でも意識しなかった不安が出てきたりするはずです。漠然と不安だったものを文字にすることで目に見えるようにする。そうすることで不安を整理することができます。不安を整理すれば、「意外に大したことなかったな」と思えたり、「不安の解決のためになにをすべきか」が見え始めます。

次に、書き連ねた不安の要素1つひとつから、解決できそうなものに○をつけていってみましょう。○がついたものは、すでにあなたの中で解決策が見えているものになります。残っている、まだ解決できなさそうなものは、新たに「すぐに、本当に解決したいこと」「だれかに任せれば解決できること」「解決できなくていいもの」の3つに分類してみましょう。

そうすれば、あなたが本当に不安に思うべきは「すぐに、本当に

解決したいこと」だけだということがわかります。ほかは不安に思っ
ているだけで、あなたが解決しなくていい問題ということです。

　こうすることで**不安を可視化した上で減らすことができ、自分の
意識に集中することもできるようになるのです。**

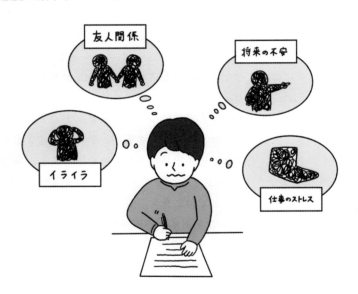

心の回復力を高める
レジリエンス瞑想

　この「ジャーナリング」を、マインドフルネス瞑想を組み合わせ
て行うのがレジリエンス瞑想です。白い紙やノートを用意するのは
同じですが、書き出すのは失敗やショックを受けたことなどの出来
事、そしてそれによってネガティブに感じた感情などを書き出して

いきます。やはりどんな細かなことでもいいので、自分自身の感情を書き出していきましょう。

　一度すべてを書き出したら、そこでマインドフルネス瞑想を行います。自分の呼吸に意識を向けて集中し、自分の心の状態をいったんリセットしてしまいましょう。

　瞑想が終わったら、先ほど書き出した紙とは別の紙に、その出来事からなにを学ぶことができたのか、それを経験したことで自分が得たものはなんなのか、ポジティブにとらえなおして書き出していきます。同様に、自分自身のネガティブな感情についても、ポジティブにとらえなおしていきます。

　いかがでしょうか。あれほどマイナスに感じられていた出来事や自分の感情にプラスの面が見えてきたのではないでしょうか。**出来事や感情を客観的に観察することで、失敗したことにも自分自身にも、二面性があることがわかったはずです。**

POINT

心の回復力を高めることで
素早く立ち直れる

からだを使ったマインドフルネス②
マインドフル・ウォーキング

忙しくてなかなか瞑想の時間が取れないとき、移動中などにも行えるマインドフル瞑想が、マインドフル・ウォーキングです。日本の禅堂では「経行」と呼ばれるもので、坐禅と坐禅の間に行われるいわば「歩く坐禅」とも言える修行です。

仏教の世界でマインドフルネスを世界に広めたベトナム人の僧侶、ティク・ナット・ハンは、この経行＝マインドフル・ウォーキングを重視しており、修行の中で毎日時間を設けて弟子たちと行っているそうです。

マインドフル・ウォーキングは歩きながら行えますので、通勤などで家から駅まで向かうとき、休憩時間にコンビニに向かうときなど、手軽に行うことができます。今この瞬間の歩くことに意識を集中することで、せかせかした気持ちを落ち着かせることができます。

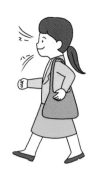

　マインドフル・ウォーキングはまず、ゆっくりと息を吸って息を吐くことを繰り返します。この1回の呼吸のリズムに合わせて1歩前に進みます。歩調はゆっくりとするようにしましょう。そうしながら、意識を足に向けていき、上げている足、足が地面に近づく感覚、足の裏が地面につくときの感覚、からだの重心が移動していく感覚などに注意を向けていきましょう。手は自然にゆっくりと振っていれば大丈夫ですが、歩くことの集中を妨げないように、特に意識はしなくて大丈夫です。

　今やらなければならないことや、向かっている目的地のことは一旦忘れて、歩くことに意識を集中するのがポイントです。特に忙しい人は、心の余裕がなくなりイライラしがち。隙間の時間を利用して、心が平穏な状態に戻せるようにしましょう。

STEP 4

理解度チェック

☐ 自分のからだの状態を日常の中で意識する

☐ 朝起きて活動を始めるときに行う
チェックインの合図を決めておく

☐ いつもの行動を心を込めて丁寧に行う

☐ 姿勢を変えて気持ちを切り替える

☐ 「とりあえず」でも物事は進むという
考え方をする

☐ 欠点を気にするより長所に目を向ける

☐ パニックになったときは1つずつやる

☐ 五感への刺激を防ぎ、五感の回復に努める

☐ レジリエンス瞑想で心の回復力を高める

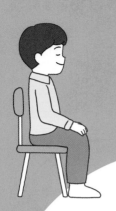
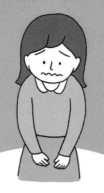
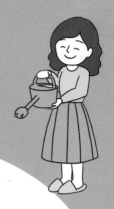

STEP 5

シーン別ご自愛③
休日のご自愛

休日はからだも心も元気を取り戻すために大切なもの。そこで仕事のことを考えたりするとせっかくの休みも台無しです。心とからだをマインドフルネスで開放しましょう。

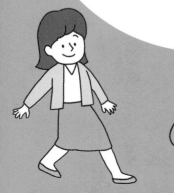
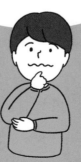
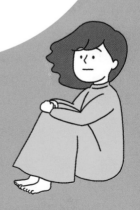

休日は
「休む」ことを味わう

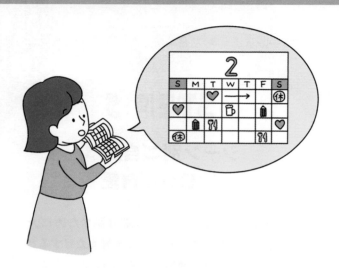

休日を満喫する方法を
見直してみる

休日、あなたはどのように過ごしていますか？　仕事のない日には趣味や遊びの予定を入れたり、友人と会う予定などでスケジュールを埋めてしまっていないでしょうか。

その休日の過ごし方が充実しているなら良いのですが、日々の予定に疲れてしまったり、本当にやりたいことができなくなってしまっていないでしょうか。

そんなときは休日の過ごし方を一度見直してみることをおすすめします。**必要なのは、休日そのもの、休みそのものを味わうことです。**つまり、なにも予定を入れずにその日のゆとりを「今この瞬間」

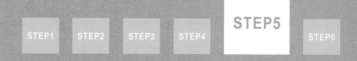

を感じることに集中するのです。そうしたマインドフルネスな状態を繰り返すことが大事です。

　ここでは、そんなマインドフルネスな休日の過ごし方について見ていきましょう。

まず休みの日を
スケジュールに入れてしまう

　その前に、そもそも、休みたいのに休めない、という状況もあるでしょう。あるいは仕事をしていないと不安になってしまう、という人も少なくありません。

　そんなときにオススメの方法が、まず「休みの予定」を作ってしまうことです。もちろん、遊びやおでかけの予定ではなく、なにもしない日を先にスケジュールに書き込んでしまうのです。そうしてその休み以外の時間で、やりたいこと、やるべきことをするようにするのです。

　そんなゆとりをつくれない、ゆとりがないと思っている人ほど、先にゆとりをつくってしまうことが重要です。**スケジュールのゆとりは、心のゆとりにつながります。**

　この考え方は、日々のスケジュールでも同じです。仕事でも遊びでも、ガチガチにスケジュールを入れるのではなく、2割程度の余白をつくるようにしましょう。そうすることで、急にだれかと会う予定をつくりたいときにも対応可能になります。思いがけない縁や出会いは、余白のあるスケジュールにこそ舞い込むのです。

　それでも余裕のない日ができてしまった場合は、スケジュールの余裕はつくれなくても、マインドフルネスで心の余裕をつくるといいでしょう。予定の合間の数分で瞑想を行うのです。

　また、**疲れを感じたときには、「頑張らなくちゃ」と思うのではなく、必ず休みを取るようにしましょう。**疲れた自分を責めたりせず、「今この瞬間、疲れている自分の状態」に目を向けるようにすることが必要です。それまで頑張った自分をねぎらって、心もからだも十分に休ませてあげましょう。

本当に会いたいと
感じる人にだけ会う

　休みや仕事終わりに人と会うスケジュールが多すぎる人は、会う人を見直してみるのもいいでしょう。「今度ごはんでも行きましょう！」などと社交辞令の約束をしてそのまま先延ばしにしていたのを、思い出したように約束してしまったりしていませんか。

　先延ばしにしているということは、それだけの理由があるもの。**「また会いましょう」と言われ、あなたも会いたいと思っているなら、その場で日程をすぐに決めてしまいましょう。**

　逆に気が進まないなら、思い切って断ってしまうのも考え方です。大切なのは、今この瞬間、あなたの心がどう感じているかであり、その反対にあるのが過去に執着したり、未来のことを心配したりすることです。

　社交辞令の約束を思い出して気に病んだり、会いたくない人に会うことになって気分を重くしたりする必要はないのです。

自分の中にある
寂しさを味わう

　なにも予定を入れていない休日には、普段ではできない自分の気持ちに向き合ってみましょう。一人暮らしでも、家族と住んでいても、ふと孤独感を感じ、不安や寂しさに心が乱れることはあるものです。そんなときに無理にだれかと会ったりして寂しさを紛らわすのではなく、寂しさに向き合い、寂しさを味わってみるのです。

　マインドフルネスでは嬉しい感情にも悲しい感情でも、そのまま味わうことが大切とされます。孤独を感じたら、気持ちを高ぶらせる前に深い呼吸をして、「今この瞬間わたしの中に寂しさがある」ということに意識を集中させましょう。

　ネガティブな感情から目を背けたり、紛らわせたりして無視していると、かえってその感情は増大していきます。ポイントは、意識を向けることに集中することです。「だから自分はダメなんだ」と寂しさを感じている状況を評価してはいけません。

　ネガティブな感情もポジティブな感情も、マインドフルネスによって喜怒哀楽すべてをしっかり味わうことが重要なのです。

SNSをシャットアウトして
過ごす日をつくる

　LINE や Twitter、Instagram といった SNS は便利なツールですが、つい見すぎてしまったり、返信の内容やタイミングに悩んだりソワソワしたりと、逆にわたしたちの時間や気持ちが左右されてしまうことがよくあります。

　SNSをよく使っていると思う人は、休みの日を利用して「SNS断ち」を行ってみるのもいいでしょう。ネットにつながらない、自分でコントロールできる自分だけの時間を手に入れるのです。

　まずは近場に出かけるときに、スマホを家においていくことから始めてみましょう。スマホを持ち歩かないのが不安な方は、SNSのアプリを削除したり、起動できなくする機能を使ってから持ち歩くのもいいでしょう。

　LINEが来たら「すぐに返事しなきゃ」と焦ってしまう人は多いと思いますが、本来SNSは相手へのメッセージをいつ送るかは自分で決めて良いものです。SNSに気分を左右される生活は心が圧迫されますから、自分の気分は自分でコントロールできるようにしましょう。

　周囲とのつながりは大事ですが、ときにはそのつながりを一時的に絶ってみることで、自分の理想とするライフスタイルや本当に望んでいる状態に気づけるかもしれません。

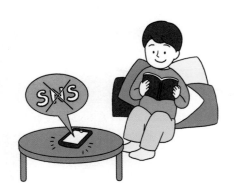

家族と同居していても
自分だけの時間をつくるコツ

　休むことそのものを味わい、自分自身の心が今この瞬間に感じていることに集中するためには、一人の時間も必要です。しかし、家族と同居している場合には、なかなか一人で休むというのも難しいかもしれません。

　一人で部屋にこもると家族が心配しそうで不安だったり、家族がなにか怒らせるなど、閉じこもる理由を作ってしまったのか気になったり、不安に思うかもしれません。

　そういうときには、「今日は仕事で疲れたから部屋で一人で休んでいるね」と伝えることがポイントです。家族のだれかが原因なのではなく、単に疲れているのだ、と伝えるのです。これは、家族に心配をかけないためだけではなく、あなた自身の心の負担を減らす効果もあります。

　自分の行動によってだれかが嫌な思いをしないか不安になってしまうことはありませんか？　「あなたのせいではない」と伝えることで、その心配が減り、心おきなく休むことを味わえるのです。

POINT

"積極的に休む"ことで
マインドフルネスを高める

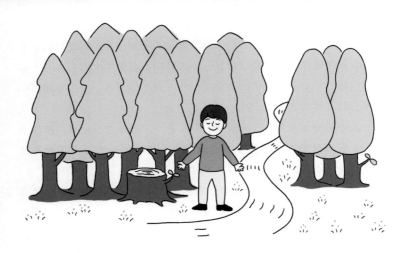

普段ならしないことを
あえてやってみる

　忙しい日々の繰り返しの中で、今この瞬間の自分の状態に集中する、というのがむずかしいときがあるかもしれません。そういったときは、**いつもの自分から少し離れ、普段はやらないようなことをやってみる**ことをオススメします。

　日々のルーティーンから離れることで、自分自身の状態を意識しやすくなるはずです。

　たとえばカフェでお茶を飲んでリラックスすることを習慣にしている人もいることでしょう。心地良いお店で過ごす時間は、心を穏やかにしてくれます。

　あなたが普段チェーン店のカフェで過ごしているとしたら、たまには自分へのご褒美として、良いホテルのラウンジへ行き、そこでお茶を飲む時間を過ごすのはいかがでしょうか。ホテルならではのゆったりとした空気と素敵なサービスに心が柔らかくなるでしょう。

　普段とは違う空間で心をゆるめることで、よりリラックスしやすくなるはずです。絶対にホテルのラウンジでなければならない、というわけではなく、自分なりに日常を離れ、ゆったりとできるお店を見つけておくと、気持ちのリセットに役立ちます。

　余談ですが、お店を選ぶ際には「火」と「水」のあるお店がおすすめです。古来より火は邪気を払い、水は邪気を流す、と言われています。「水」は川などの自然に加え、庭園の池や屋内につくられた噴水など、探してみればいろいろあるはずです。「火」は少しむずかしいかもしれませんが、キャンドルやランプなどの明かりを上手く使っているお店があれば、行ってみるといいでしょう。

花の香りに誘われて
四季の移り変わりを感じる

　せっかく四季の美しい日本に住んでいるのですから、その移り変わりを楽しんでみましょう。忙しいとき、わたしたちはつい視野が狭くなってしまい、日常の些細な変化に気づけなくなってしまいがちです。

　四季の変化を楽しむことは、まさに「今ここ、この瞬間」に集中するということでもあります。

　休日や、合間の時間を見つけて、散歩してみることをオススメします。街路樹などの街の木々の変化や、道端に咲く花に少し意識を向けながら、自然の良い匂いをたどって散歩してみましょう。

　現代に生きるわれわれは、香料などの人工的で強い香りばかりに囲まれてしまいがちです。ときには自然のやさしい香りに包まれてみるのも良いでしょう。かすかな香りに集中することは、マインドフルネスな状態をつくり出す訓練にもなるでしょう。

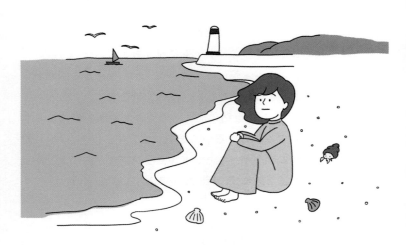

空の様子を見て
天気を感じてみる

　自然に意識を向ける、という意味においては、天候を感じてみるのも効果的です。今の時代、外出の前にはTVやネットで天気予報を見ているという人は多いことでしょう。

　ですが、ときにはスマホなどを見るのではなく、窓を開けて空を見上げ、自らの五感を使って天気を感じ取ってみましょう。雲の形や風の様子、空気の湿度などをゆっくりと観察するのです。雨が降りそうになる直前の独特の空気の匂いを意識したことがあると思いますが、それほど顕著ではなくても、雲の動きや空気の流れを観察し、天気を読み取ってみましょう。

　遠出しなくても、**空を見上げて天気を感じるだけでも五感を刺激し、自分のからだが感じることに意識を向けることができます。**

はだしになって
砂浜を歩いてみる

　あなたは最近、はだしで外を歩いたことはあるでしょうか。一番最後に外ではだしになったのはいつか、覚えていますか?

　幼い頃は外ではだしで遊んだりしたことがある人も多いと思いますが、大人になると人の目や汚れを気にして、はだしになって大地を踏みしめる機会はほとんどないでしょう。

　はだしになって足の裏を刺激することは、さまざまな健康効果があると言われます。「足の裏は第二の心臓」という言葉を聞いたことがある人も多いでしょう。ヨガでも、足裏に意識を向けることは大事とされます。

　ときには外で、はだしになって歩くことをおすすめします。もちろんアスファルトの上をはだしで歩くのはいろいろな点で難しいですから、休みを利用して海辺まで足を伸ばし、砂浜のある海岸をはだしで歩いてみましょう。砂の感覚や海水、波の間隔など、**普段は**

感じない刺激に心とからだを研ぎ澄ますことで、新たな感覚を得られるはずです。生まれ変わったと感じるほどの新鮮さを感じられることもあるので、ぜひ一度やってみてください。

山や森へ出かけて
緑に囲まれる

　海の次は山へ行き、森の中に身をおいてみましょう。森林の中にいるとストレス軽減やリラックスに効果があることは知られていますし、自然の中で行うマインドフルネスは、気持ちが良く、呼吸も深まりやすくなります。

　山や森に足を伸ばし、澄んだ空気や美しい緑を感じながらマインドフルな呼吸をしてみましょう。遠出が難しいときは、緑が豊富な公園などでも大丈夫です。大切なのは自分が「気持ちいい」と感じられる場所に行くことです。お気に入りの自然を見つけておくのもいいでしょう。

　また、登山などではなくとも「高いところへ登ってみる」というのも、普段とは異なる行動として効果的です。自宅や職場の近くに高いビルがあるなら、最上階まで行ってみて外の景色を眺めてみてはいかがでしょうか。目線を変えることで文字通り視野が広くなり、凝り固まっていた心がラクになることがあります。

　都心部であれば展望台を備えた高層ビルの1つや2つは探せばあるものです。高層階にあるレストランなども含めて、職場の近くにあるリフレッシュスポットとして、高いビルを調べておくといいでしょう。

プチ一人旅で
落ち着く時間をつくる

　旅はやはり非日常の最たるものと言えます。**せっかく旅に出かけるのであれば、SNS に写真をアップしたりするよりも、今その瞬間にしか味わえない旅先の空気を全身で感じてみましょう。**

　もし、なかなか旅には出かけられない、という状況であれば、出張などを利用し、自分一人で、知らない土地を楽しむ時間をつくるようにするといいでしょう。今そのとき見ている景色に集中し、その時間を楽しむことをオススメします。

　ここで重要なのは、**自分の気持ちに素直に、本当に行きたい場所にだけゆとりを持って行くようにすること**です。観光地に行くと、「名所に行かなければ」「このお店にも行かないと」というように、予定に振り回されてしまう、という経験をした人は多いのではないでしょうか。

　他人がどこへ行くのかは一旦忘れてしまいましょう。ゆとりを持って旅することで、素敵な人、モノ、場所と出会う機会が生まれることも少なくありません。計画をぎっちりと詰め込んだ旅よりも楽しく、思い出深いものになるかもしれませんよ。

POINT

"いつもの場所" から遠ざかり
マインドフルネスを味わう

日々やることを
「休日仕様」に変える

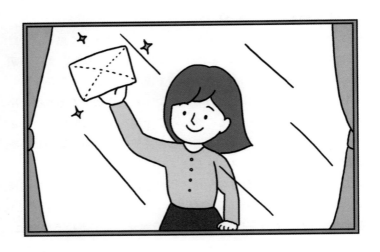

休日には「日常」そのものを
変えてみる

　休日は、普段日常的に行っていることを切り替えて行うのにちょうどいい機会です。日々行っていることを「休日仕様」に変更することで、より休みの意識を強く持つことができたり、休みという瞬間に意識を向けることができます。

　前項で旅先では SNS に写真をアップするよりも、その場所で自分が感じることを優先する、というお話をしましたが、SNS に写真をアップすることが日常になっている、という人は最近では多いことでしょう。

　しかし、なぜ SNS に写真をアップするのか、自分自身の心の奥

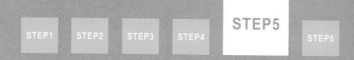

にある意図を意識したことはあるでしょうか。

たとえば、「友人がみんなアップしているからなんとなく」とか、「人に自慢したい、羨ましがられたい」といった気持ちだったとしても、その気持を否定する必要はありません。

ですが、そういった気持ちに流されるままにSNSのアップを続けていると、**本来楽しんでいるはずのものでも、心がしんどくなってしまうことがあります**。「SNS疲れ」と言われるものの原因の1つでもあります。他人の目を意識したり、評価されることと、自分の人生を自分自身でコントロールして生きること、どちらのほうが大切か、よく考えてみる必要があるでしょう。

なんとなく写真を撮り、SNSにアップするといった日常を休日だけでもやめて、今目の前にあるシーンを自分の五感でしっかりと味わい、楽しむことで、心の健康も維持しやすくなるはずです。

香りに意識を向けながら
お茶を淹れてみる

日常的にお茶やコーヒーを淹れて楽しんでいるという人は多いと思います。日頃何気なく淹れて何気なく口にしているお茶やコーヒーに対しても、休日には少し意識を変えてみると良いでしょう。

お茶を淹れる際、飲みたい気持ちや香り、入れるまでの時間に意識を向けることで、日常の中で気持ちのリセット効果があります。

まずはお湯を沸かすときから、お湯を沸かす音や立ち上る湯気に五感を集中させます。お茶の葉やコーヒー豆を取り出すときの香り、

そして急須やドリッパーにお湯を注いだときの香りなど、それぞれ
に意識を集中します。わざわざ手間をかけて淹れているのですから、
自分で行うからこその特別な時間を大切にしましょう。

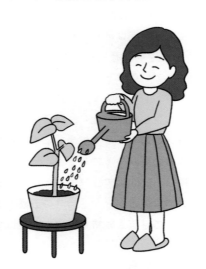

植物を育てると
自分の心の乱れがわかる

　ハーブに限らず、**植物を育ててみることは、自分自身以外のもの
に目を向けるゆとりを得られる**という意味でも効果的です。

　いわゆる観葉植物などであれば、水さえあげていればそうそう
枯らすことはないはずなのに、水やりすら忘れて枯れてしまった
……。そんな経験をしたことがあるという人も多いでしょう。

　これは心の乱れのバロメーターの1つで、自分に余裕がなくなっ

てしまうと、どうしてもほかに目が向かなくなってしまうのです。

　逆に、植物に目を向けるように意識することで、気持ちにゆとりが生まれることにもなります。水やりだけでも十分ですが、マインドフルネスに植物のお手入れをしてみるのもいいでしょう。

　土や葉の状態をじっくりと観察し、つぼみや芽にも意識を向ける。そうすることで、自分の五感が刺激されていきます。

　パキラなどのように、成長に伴って定期的な植え替えが必要な植物であれば、土に触れる機会も増えるでしょう。

日常のごく些細な動作も
マインドフルネスに

　日常的に行っている何気ない動作を変えることで、自分の気持ちを変えることも可能です。気分が乗らないときのリセット方法として有効です。

　たとえば水を飲むとき、両手でコップを持ち上げ、今この瞬間、水を飲むことにだけ集中してみます。これだけで、自分の心に物を大事にする丁寧な心が生まれ、水を飲む刺激に集中することで気持ちもリセットできます。

POINT

休日は"丁寧な動作"で
気づく力を高める

からだを使ったマインドフルネス③
マインドフル・イーティング

ものを食べる、味わうという行為は、口の中だけで感じるものではありません。五感をフルに使い、目の前の食べ物を味わうのです。

マインドフルネスに食べ物を味わうことを「マインドフル・イーティング」といいます。マインドフル・イーティングには、まず五感を研ぎ澄ませて目の前の食べ物に集中します。食べ物をじっくりと観察しながら食べてみると、普段は見逃している食品の色鮮やかさや味の特徴に気づけるでしょう。

これを実践してみると、いつもの半分ぐらいの食事でもうお腹いっぱいになった感覚を覚える人もいるようです。食事にはその人のストレスなどが反映されがちです。空腹ではなく、イライラを解消するために満腹まで食べたり、味や脂の濃いものを食べてしまう人も少なく

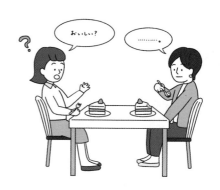

ありません。マインドフル・イーティングによって必要
以上に食べることを防ぐ効果もあります。

　マインドフル・イーティングの手順は、

①目の前の料理をじっくり観察する。料理を目で味わい、
　器とのコントラスト、盛り付けなども楽しみます。

②ハシやスプーンで料理を持ち上げ、料理の匂いを感じ
　るとともに、重みや素材の感じも味わいます。

③口に含んで舌触りや鼻に抜ける香りを楽しむ。

④ゆっくり噛んで味わいながら、食感の変化や噛む音に
　も集中する。

⑤30回ぐらい噛んで匂いや音の変化を意識し、喉を通
　過する感覚とともに一口を終える。

　これを繰り返すことで、食べながら瞑想を行っている
ような状態になることができるのです。

STEP 5

理解度チェック

- ☐ 休日を満喫する方法を見直す

- ☐ 本当に会いたいと感じる人にだけ会う

- ☐ SNSをシャットアウトして過ごす日をつくる

- ☐ 普段ならしないことをあえて行う

- ☐ 五感を刺激する自然に触れ
  自分のからだが感じることに意識を向ける

- ☐ いつもの場所から離れて
  マインドフルネスを味わう

- ☐ 休日には「日常」そのものを変えてみる

- ☐ 休日は" 丁寧な動作"で気づく力を高める

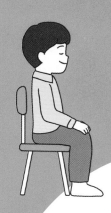
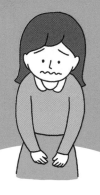
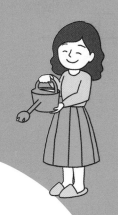

STEP 6

シーン別ご自愛④
対人関係のご自愛

ストレスを感じる大きな要因である人間関係
も、マインドフルネスを使えばストレスや重圧
からも解放されます。自分のためにどうすれ
ばいいのか、学んでいきましょう。

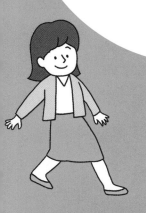
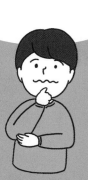
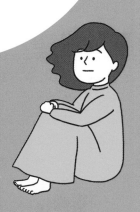

自分の気持ちを否定しない

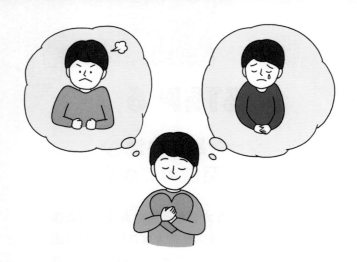

ネガティブな感情に飲み込まれないための方法

　なにかに対して心がモヤモヤしたり、イライラしたり、といった感情が落ち込んでしまうことはだれにでもあるものです。起こってしまったことはしょうがない、と思ってなんとか落ち着けようとしても、そういった負の感情がループしてしまうものです。

　そういったとき、**自分の気持ち、感情を押し殺したり、否定しようとしたりするのではなく、感情をひとまず受け入れてあげることが大事です**。特に自分を責めてしまうタイプの人は、負の感情を持つこと自体を責めてしまって、さらに悪いループに入ってしまうこともありえます。

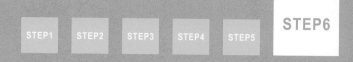
特に、「だから自分はダメなんだ」とか、「わたしがいけなかったんだ」というように、自分を責めるような思考はしないことが重要です。自分の心の中にある感情そのものをすくい上げて自分の中の気持ちを受け止めるようにすることがポイントになります。

自らの感情を受け入れ、負のループを終わらせるために効果的なのが、感情に意識を向けて、言葉で「ラベル」を付けてあげることです。たとえば「怒りを感じている」「悲しかった」などを紙に書き出したり、声に出して挙げていきます。ひとまず10個を目標に挙げてみましょう。感情を紙に書き出したり、声に出したりする行為は、自分自身を客観的に観察する能力「メタ認知能力」を高めたり、本当の自分をあるがままに理解する、という自己認識力を高めることができます。

こうすることで、心のモヤモヤやイライラといったネガティブな感情で曇ってしまって、わかりにくくなっている自分の本心や感情に気づくことができます。

怒りの感情は表に出さず
コントロールする

自分の気持ちにラベルをつけるのは、怒りのコントロールにおいても重要です。「気持ちをそのまま受け入れる」ことは確かに重要ですが、怒りなどの感情をそのまま表に出てしまうと社会生活のうえで問題が起きてしまう場合もあります。

怒りなどの激しい感情は、上手くコントロールしたうえで受け入

れるのが良いでしょう。

　なにかに対してカチンときたとき、愚痴を言いたくなったりしたときには「カチンときたー」と小さく口に出して言ってみましょう。ポイントは短く爽やかに言ってしまうことです。大抵のことは口に出してしまえばスッキリするものです。

　口に出したり書き出したりすることで、自分の本心とともに問題点も見えてきます。愚痴は問題解決のチャンスにもなりえます。

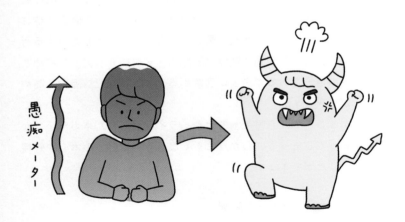

愚痴メーター

怒りを感じたら
「シベリア北鉄道」を思い出す

　怒りを感じただ愚痴をこぼせばいい、と言っても、なかなか言葉を発することができないような状況もままあるものです。また、怒りをそのまま言葉に出して相手にぶつけてしまい、あとから後悔す

ることになる場合もあります。

　そういうときに有効なのが「シベリア北鉄道」というワークです。

- **Stop：停止する**
- **Breathe：呼吸する**
- **Notice：気づく**
- **Reflect：よく考える**
- **Respond：反応する**

という5つの行動の頭文字を取って「**SiBerian North RailRoad**」という言葉ができるというもので、Google のマインドフルネスプログラムの考案者が考えた5つのステップです。

　つまり、怒りを衝動的に感じたら、まずは止まること、次に何回か深呼吸をして、怒りの感情から距離を取ります。その次がポイントでからだの反応や思考に気づいてみましょう。「胃がムカムカする」「口の中が乾いている」「眉間にシワが寄っている」など、怒りがからだに出ていることはよくあります。同様に、頭の中でどのように怒っているかにも気づけるとさらに良いです。

　次にはその気づいたことから「なぜ自分が怒っているのか」「なぜ相手はこのようなことをしたのか」といったことを改めて考えていきましょう。また、「前もこのパターンで怒っていたな」など、過去の自分と比較してみるのも効果的です。

　この4つのステップを踏んでから、怒りとその原因に対する反応をしていきます。自分自身が怒りに飲み込まれるのではなく、自分は今怒りという感情を経験しているのだ、と考え、自分自身を観察するような気持ちになることで、怒りを上手くコントロールでき

るはずです。

　怒りを感じたらその瞬間にシベリアを走る鉄道のことを思い出し、5つのステップを踏めるようにしておきましょう。

嫌いだと思う人とは
適切な距離をとってつき合う

　人づき合いの中で、どうしても苦手な人、嫌いな人ができてしまうことはあるものです。そんな相手は避けてもいいし、可能ならその人の相手はほかの人にまかせてしまってもいいのです。そう考えることで、心の負担はかなり減らすことが可能になります。

　とくに、他人のことを嫌ってはいけない、と思って嫌いになることを禁じていると、「相手を好きにならなければ」という思考に陥ってしまい、苦手な人や合わない人に近づいていってしまう、ということがあります。

　たとえば、苦手だと思っている人に対して絵文字などを使ってフレンドリーなメッセージを送っていたり、嫌っていると思われないように SNS で友達申請を送るなどしてしまう、という場合があります。この場合、当然相手は嫌われていると思わないで近づいてきて、本人の心の負担は増加してしまうでしょう。

　自分にとってラクで温かな人間関係をつくるためには、嫌いな人を遠ざけ、好きな人との関係を密接にする、と意識して割り切ることが重要です。「嫌い」というのはネガティブな感情で良くない、と思ってしまうかもしれませんが、ここでも自分の感情は負の感情であっても受け入れ、肯定することで、自然体に過ごすことができ

るようになるのです。

　自分の中で嫌いという感情を封じ込めていないか、以下の方法で
チェックしてみましょう。

①「野菜が嫌い」「虫が嫌い」などと思ったり言ったりできるか

　「人を嫌いになる」を封じ込めすぎると、人間以外のものへの嫌
いという感情も封じていることがあります。

②一人のときに「○○さんが嫌い」と口に出せるか

　人間を嫌いと思うことができるかどうかを確認します。言葉に出
すだけで気持ちに負担を感じたら、自分の感情を封じ込めているか
もしれません。

③親しい人に「○○さんのことが嫌い」と話ができるか

　他人のことを嫌いと思うことで、自分が悪く思われる、と思い込
んでいると、親しい人にもそのような話ができなくなります。

　マインドフルネスな日常を送るには「他人のことを嫌ってもいい
んだ」と考え、自分の中の嫌いという感情を、好きという感情と同
じようにあるがままに感じることが重要になります。

POINT

ネガティブな感情も
まずはあるがまま受け入れる

相手に先にあげる「恩返しスタイル」を

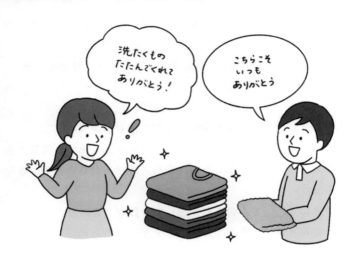

洗たくもの
たたんでくれて
ありがとう！

こちらこそ
いつも
ありがとう

感謝を先に伝えることで
良好な関係を結ぶ

　人間関係において、相手に対する感謝やリスペクトは非常に重要です。長年連れ添った夫婦で良好な関係を築いている場合の多くは、互いに相手に感謝しあっているものです。これは夫婦以外でも同じで、きちんと信頼関係が結ばれている関係には、互いの感謝やリスペクトが欠かせません。

　とはいえ、相手に感謝してもらう、というのはなかなか難しいもの。そういうときは、**自分から先立って相手に対して感謝する、感謝の先出しスタイル**を試してみましょう。先に恩返しするスタイルと言ってもいいでしょう。

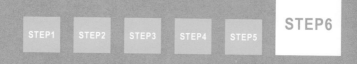

相手になにかをもらってから感謝するのではなく、もらう前に感謝することで、相手は自然と恩返しやプレゼントしたくなるのです。そうすることで、今度は自分が恩返しする、という恩返し合戦ができていきます。

ここで大事なのは、感謝の気持ちをちゃんと言葉にすることです。たとえばレストランでの食事が美味しかった、というようなことにでも、「ありがとう」と感謝の言葉を伝えるようにするのです。些細なことに対してでも、感謝の言葉を伝えていると、周囲の人間関係も次第に良くなっていきます。

50個の感謝の言葉を見つけて そのうち1つを伝える

感謝の先出しをしたいがなにに感謝をしたら良いかわからない、という場合は、相手に対する感謝の言葉を考えるトレーニングをしてみましょう。

まずは、相手に対して感謝できることをどんどん探して挙げていきます。目標は 50 個。どんなに良好な関係の相手でも、20 個ぐらいで行き詰まってしまうと思いますが、そこから先を考えることがポイントになります。普段気づいていない部分に目を向けることで、当たり前だと思ってしまっていた部分にも感謝の気持ちを向けることができます。

こうして相手に対して感謝の言葉を探したら、50 個のうち 1 つだけでも直接相手に伝えてみるようにしましょう。少し勇気がいり

ますが、言われて嫌な気持ちになる人はいない、と考えて、感謝の
先出しをしてみましょう。

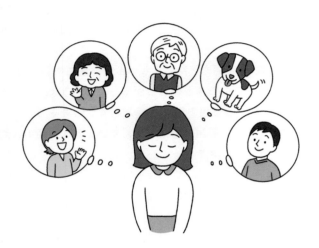

　感謝の言葉と同様に、**相手をほめることも、言葉や文字にするこ
とで、普段では得られない気づきを得られます。**

　日本人は謙虚さからか、ほめることもほめられることも苦手な人
が多いようです。しかし、相手のいいところを見つけられ、ほめら
れる人って素敵だと思いませんか。

　相手をほめるためにも感謝のときと同じように、相手を観察する
力とそれを伝える勇気の２つが重要になります。

　まずは自分の大切な人を思い浮かべて、その人の良いと思うとこ
ろをどんどん挙げていきましょう。ここでもポイントになるのは

20個から先です。普段の相手のことを思い出し、当たり前のように
なっていることの中から、実は相手にしかない魅力を見つけ出し
ていきましょう。普段気づいていない、その人の魅力に気づくこと
ができるようになるでしょう。

こういった作業は、観察力を養うと同時に、物事をより客観的に、
フラットに見て理解することに役立ちます。好きな人だけでなく、
苦手だと思っている人に対して行ってみると、共感の気持ちが湧い
てきたり、逆にどこが苦手だったのかを明らかにすることもできる
でしょう。

相手の話を黙って聞く
というプレゼントを贈る

相手に対して先に恩返しすることは、感謝の気持ちだけに限りま
せん。ちょっとしたことでも、相手に「プレゼント」を送ることで、
人間関係を良好にしていくことができます。

相手の話を聞く、という行為は、普段当たり前のようにやってい
ますが、聞いているつもりでも頭の中で別のことを考えていたりし
ます。また、反射的に相手の話を否定してしまったり、浮かんでき
た言葉を発して、話の腰を折ってしまったりすることもあるでしょ
う。

相手に対して贈り物をプレゼントするような気持ちで「相手の話
にただ耳を傾ける」ことをしてみましょう。

相手の話を聞き始めたら、話が終わるまで相づちを打つ以上の言
葉を発することなく、ただただ相手の話に集中するのです。相手の

ためを思ってなにかをアドバイスしたくなることもあるでしょう。しかし、それは本当に相手のためでしょうか？　なにかを言いたくなったとき、そこには自分に浮かんできた感情を表に出したい、という自分のエゴが存在します。

　自分の気持ちを伝えたい、という欲求を抑え、相手のために話を聞くからこそ、黙って話を聞くことが相手に対する「プレゼント」になりうるというわけです。

　こうすることで、相手は自分のことが受け入れられている、と感じられますし、それがいつかあなたへの恩返しとして帰ってくるでしょう。また、あなた自身も自分の心の中に沸き立ってくる相手への異論や感情にも意識を向けることができるでしょう。

　こうして相手の話にただ耳を傾けることができたときに初めて、本当の意味で相手のことを理解し、受け入れることができると言えるでしょう。

心の整理に役立つ
思いやりの瞑想

　他人に対して思いやりを持ち、相手のことを受け入れるために役立つのが「思いやりの瞑想（メッタ・メディテーション）」です。人間関係に悩んで心がもやもやしているときや、嫌いな人に感情が支配されたように感じるときなどは、この瞑想を行うのがおすすめです。まずは姿勢を無理なく整え、ゆっくりと呼吸を行いながら自分に意識を向けていきます。そして、以下のような言葉を頭の中で繰り返していきます。

- わたしの苦しみや悲しみが消えてなくなりますように
- わたしの心とからだが健康でありますように
- わたしが平和で幸せでありますように

　「わたし」の次にはあなたの大事な人の名前、「わたしの家族」「まわりの人たち」と順番に想像する対象を移していきます。それぞれの言葉とともに、その人のことを思い浮かべることが重要になります。

　自分や親しい人が終わったら、次は自分の苦手な人のことも思い浮かべながら「苦手なあの人の苦しみや悲しみが消えてなくなりますように」というように、言葉を繰り返してみましょう。

　苦手な人に対しても思いやりの言葉を向けることで、自分の中の嫌な感情が静まっていきます。なお、大事なのは自分の気持ちの整理ですので、嫌いな人を無理に好きになる必要はないということを覚えておきましょう。

　苦手な人の次は「生きとし生けるものの苦しみや悲しみが消えてなくなりますように」と対象を地球全体に広げていきます。すべて唱え終わったら、ゆっくりと呼吸に意識を戻し、瞑想を終えましょう。**すべて終わったときには、ゆったりとした落ち着きや、他人に対する優しい気持ちを感じられるようになっているでしょう。**

POINT

先に相手に与えると
優しい気持ちになれる

遠ざけるのも
ワザの1つ

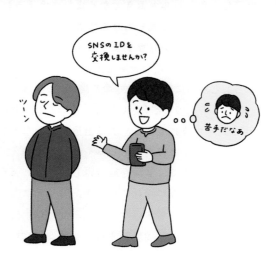

嫌いという感情を封じると
人間関係を悪化させる

Part01「自分の気持ちを否定しない」において、ポジティブな感情と同じように、相手のことを嫌いだという気持ちも否定せず、封じ込めないという話をしました。

それでも、だれも嫌うことなく生きていければ幸せ、と思う人は少なくないでしょう。しかし、本当にそうでしょうか？　嫌な気持ちやネガティブな感情も、押さえつけていると心の動きが鈍ってしまいますし、なにより「嫌い」という感情は、生きていく上での重要なセンサーともいえるものです。

人に対して嫌い、苦手と感じるということは「この人はわたしに

不利益をもたらすような気がする、嫌な予感がする」と心の奥で感じていることになります。

　この気持ちを封じ込めてしまうと「嫌いだから関わらない」ことができなくなってしまいます。この状態をつくってしまうと、だれから見ても悪いことをされた、などというように、明らかな問題が起きるまでは関係を断つことができなくなってしまいます。

　「嫌い」という感情を封じてしまうと、相手から過度に干渉されたり要求を受けたり、依存されてしまったりと、人間関係がこじれてしまう原因となるのです。

問題が起きる前に
嫌いな人には近づかない

　自分が苦手だ、嫌いだと思った人には、最初から近づかないのも1つの手段です。特にこれまで「嫌だ」と思った人とは最終的に必ずこじれてしまう、という人は、その感情に正直に対応することも対人関係の技術です。

　ポイントになるのは問題が起きていなくても、最初から近づかないようにすることです。正当な理由は必要ありません。なんとなく嫌だから近づかないようにするだけで、あなた自身だけでなく、相手にとってもトラブルを事前に防ぐことができているのです。

　仕事の場面など、それでも苦手な人とつき合わなければならないということはあり得るでしょう。また、嫌いとか苦手ではなくても、感情表現が強かったり、強い言葉を使う人とつき合っていると、心

身ともに疲労してしまう、ということもよくあります。

　そういうときには、情報や感情を受け取りすぎないように、相手と心理的な境界線を引くことが大事になります。**相手との間に境界線を引く方法としては主に「イメージを使う」「モノを使う」の2通りがあります。**

・イメージを使って境界線を引く

　少人数でじっくり、ゆっくりとした会話を行うのであれば良いのですが、一人ガツガツと話す人がいたり、大勢で活発に話し合いをしているときなどは、相手の話を受け止めるために、どんどん消耗していってしまいます。

　そういうときに心の負担を減らすのに良いのは、テレビをイメージすることです。テレビの向こうでどれだけ懸命に話していても、あなたは内容さえ理解すればよく、話のエネルギーをそのまま受け止める必要はありません。それだけで心の負担はかなりラクになるはずです。

　また、最近ではウイルス感染対策に、対面時にはアクリル板を立てている場面が多くなっています。たとえ実際にはアクリル板がなかったとしても、このアクリル板があることで自分は守られている、と考えるのも効果的です。

・モノを使って境界線を引く

　イメージだけでなく、モノを使うことで境界線を引くこともできます。先程紹介したアクリル版を使える状況は増えていると思いま

すが、それ以外にもいろいろと使えます。

　営業のテクニックでは、商談相手との間にモノを置かないことで、心理的距離を縮めるというものがあります。逆に言えば、相手との間にモノがあると、心理的な障害となるのです。

　これを使って、**相手の感情やエネルギーに巻き込まれたくないときには、相手との間にペンやグラスでも、なんでも良いので置いてみましょう。**会議やプレゼンの場であれば、プロジェクターの影に隠れて座ったり、プライベートであればティーポットなど、その場に応じてモノを探してみましょう。

　大事なのは「これがあなたとの境界線です」と意識してモノを置くことで、相手との心理的距離を離すことができます。

　また、**丁度いいモノがないときには、物理的な距離を取りましょう。**椅子の背もたれいっぱいにまでからだを引くだけでも、少し心が落ち着くはずです。座る位置の調整を行うことで、相手に強く印象を与えたいときから、相手との距離を取りたいときまで、さまざまな距離感の調整に使えます。

POINT

目の前にいる相手には
境界線を引けばOK

調子がいいときも
悪いときも
わたしはわたし

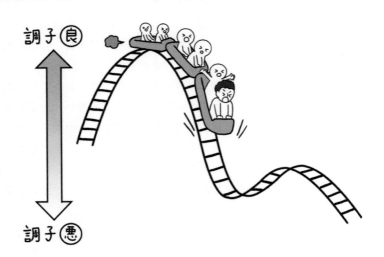

調子⦿良

調子⦿悪

不調の原因を
キャラクター化してみる

人間である以上、どうしても調子の悪いときは出てきます。逆に、調子が良すぎてまるで本当の自分ではないと感じるようなときもあることでしょう。そんなときも、**調子の良い自分、調子の悪い自分をありのままに受け入れることが、マインドフルネスな日々を生きることに繋がります。**

体調が悪かったり、ホルモンバランスが崩れたりしているときは、どうしてもネガティブな感情に引きずられがちです。そういうときは、不調の原因をキャラクターのように考えて、少し距離をとってみることがおすすめです。ホルモンバランスが原因であれば「今日

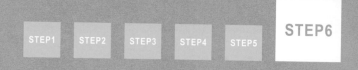

はホルモンちゃんが元気だからわたしのからだがぐったりしている
んだな。これはもうしょうがない」とか、気圧が原因であれば「低
気圧くんが頭の中で暴れているからこんなに頭痛がして気分が悪い
んだね、わたしのせいじゃないからしかたない」といった具合です。

　調子が悪いからといって自分を責めずに、客観的に距離をとって
落ち着いて考えられれば、次第に気分も落ち着いていくことでしょ
う。だれでも、いつでも絶好調な人はいないもの。ダメなときは諦
めてしまってもいいのです。

忘れられない失敗と
上手くつき合うために

　失敗もまた、人間にとっては避けられないもの。大なり小なり、
失敗を繰り返しながら日々の生活を送っているはずです。しかし、
失敗した記憶にいつまでも引きずられてしまうかどうか……は人に
よって変わるもの。いつまでも失敗のつらい記憶や恥ずかしい記憶
に振り回されていては、ストレスを重ねてしまうばかりです。

　忘れたいのに忘れられない恥ずかしい記憶を上手く処理するため
には、それを映画のワンシーンのように眺めるようにすると、見え
方が変わってきます。

　映画のように捉えるということは、客観的に観察するということ
です。まずは目を閉じ、映画館の椅子に座っているところをイメー
ジしてみましょう。どのへんの席に座っているか、飲み物や食べ物
まで具体的にイメージしてみるといいでしょう。内容が内容だけに、

ほかの観客はイメージしないほうがいいでしょう。

　具体的に映画館の様子がイメージできたら、次には自分の失敗の
シーンがスクリーンに映し出されていることをイメージします。そ
れに共感することなく、単に客観的に眺めることがポイントです。

　映し出されている人物は、あなたではなくあくまでも物語の主人
公です。「主人公は今こんな失敗をしているから、こんな気持ちな
んじゃないかな？」といったように、登場人物の気持ちを考えるよ
うに、客観的に眺めていきましょう。

　このように冷静に、客観的に観察していれば、恥ずかしいという
感情がなぜ湧き上がったのか理解でき、フラットな自分自身に戻る
ことができるでしょう。

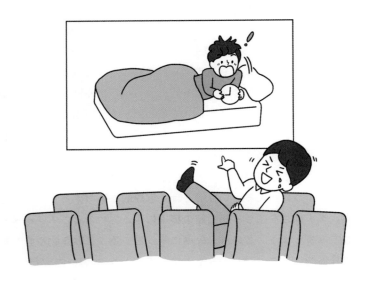

1日3つの感謝で
ポジティブに

　調子がいいときも悪いときも、あるがままに受け入れるという話をしてきましたが、ネガティブな思考のままでいることは、心の健康にもよくありません。また、ついつい自分の悪いところばかり考え、ネガティブな思考に陥ってしまう、という人もいることでしょう。

　そんなとき、物の見方をポジティブに変えるための習慣をご紹介しましょう。それは、「夜眠る前に3つの良かったこと、3つの感謝したいことを書き出す」ことです。書くのはメモや手帳などなんでも構いませんが、日記のようにするのもいいでしょう。

　眠る前に行うというのもポイントで、その日にあった良いことを思い出しながら眠りにつくことで、穏やかでリラックスした気持ちで睡眠をとることができるでしょう。

いつも上機嫌でいれば
良い循環が生まれる

　調子の良さ、悪さをそのまま受け入れるとしても、できる限り調子のいい自分でいたいと思う人は多いことでしょう。適度な運動と睡眠、バランスの取れた食事といった要素に加えて、調子の良さをキープするために大事なのが、上機嫌でいることです。上機嫌でいるときは、心にゆとりがあり、良いことを引き寄せ、周囲にも上機嫌を広げ、周囲の空気を柔らかくできるのです。また、からだの免疫力なども変わってきます。

　上機嫌でいるためのコツの1つは「他人の不機嫌に振り回されな

い」ことです。他人が不機嫌であってもそれを受け入れることで、自分の上機嫌をキープできるのです。

自分で自分をほめて
自己肯定感を高める

　調子がいいときも悪いときも、自分を肯定する、自己肯定感を高めることもマインドフルネスに生きるためには重要なポイントになります。

　自己肯定感を高めるのに一番簡単なのは、だれかにほめられることですが、他人をほめることが苦手な人が多いということかもしれません。だれにもほめてもらえないときには、自分で自分をほめてあげると良いでしょう。

　仕事で契約を取れた、成果物が上手くつくれた、といったことから、掃除がきれいにできた、美味しい料理がつくれた、時間を守ることができた、というような比較的小さなことまで、自分をほめて

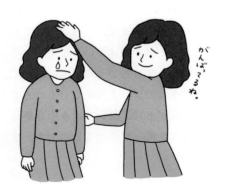

がんばってるね。

あげることが自分を肯定することに繋がります。**せめて１日１回は自分をほめてあげましょう。**

現状に満足することが
成長につながる

　ありのままの自分を受け入れるためにもう１つポイントとなるのが、満足するということです。**今この瞬間の自分の状態や気持ちに満足し、感謝することで、自然と恩返しのスタイルが身についていきます。**「満足したらそこで成長が止まってしまう」という考え方もありますが、満足し、感謝し、恩返しするというサイクルでマインドフルネスな状態をつくり出すことによって成長を促すこともできるのです。

　「足るを知る」という言葉がありますが、足りない、足りないと思っているとストレスを増やすことにしかなりません。

　いかにお金やモノに恵まれていても、その状況に満足していなければ不安や不満にさいなまれることになりますし、お金に恵まれていなくても、現状に満たされていれば、精神的にも充足し、将来的なプラスにつながっていくことでしょう。

POINT

不調は手放し
好調を維持するクセをつける

「相手はこう思っているはず」はどれだけ当たる?

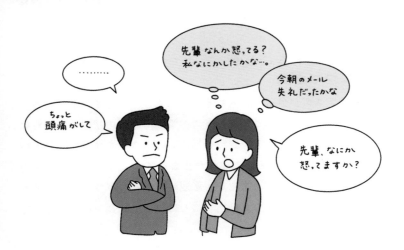

「相手の気持ちがわかる」は心の負担になることもある

他人が怒っているか喜んでいるか、悲しんでいるかなど、人の気持ちを敏感に察するタイプの人がいます。あるいは「相手がどうしてほしいかすぐにわかります」という人もいます。たとえ他人の気持ちにそれほど敏感でなくても、「相手はこう思っているはず」と感じると息苦しく感じたり、心の負担に感じる場合もあるでしょう。

しかし、あなたが相手の気持を察している、と思ったとき、本当に他人の気持ちを正確にわかっているのでしょうか?

相手の気持ちがわかっていると考える場合、あなたは相手のちょっとした表情や立ち居振る舞い、声のトーンなど、いろいろな

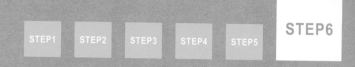

情報を組み合わせて、相手の気持ちを推し量っています。しかしそれによってわかるのは、相手が怒っているな、イライラしているな、という感情や機嫌までです。相手がなぜその感情になっているのか、という感情の理由などの気持ちについてまで、正確に推し量ることはできていないのではないでしょうか。

とくに、**自分に負い目があるとき、人はその負い目が相手の感情の理由だと思いこんでしまいがちです。**たとえば、「自分は仕事でミスが多い」という意識があると、上司や同僚がイライラしているのを感じると「自分のミスのせいでイライラしているのだ」と思ってしまう、というものです。

負い目があると、自分のせいではない可能性があるのに、自分のせいだと思ってしまうのです。それで心に負担を感じてしまうのは、不健康極まりないと言えるでしょう。その「察した気持ち」は、実は勘違いであるという可能性もあるのです。それどころか、実は相手の本当の気持ちがどうであるかを確認せず「きっとこうだろう」と思い込んでしまっている例が非常に多いのです。

相手の気持ちがわかっているか
テストして確かめてみる

そういった勘違いで振り回されてしまうことを防ぐため、相手の気持ちを察したと思ったら、それが正しいかどうか、確認してみることをおすすめします。とはいえ、今怒っているように見える人に対して「今、怒っていますか？」「怒っている原因はわたしですか？」

と聞くのは勇気がいりますし、かえって相手を怒らせてしまうことにもなりかねません。

　ですから、**もっと日常的、かつちょっとした気持ちの動きに関して、自分がわかるのかどうかを検証してみましょう。**

　たとえば、友人と食事に行ったときに、以下のように確認します。

①相手がお酒や食事のメニューに対してどう思っているのかを予想してみる

　たとえば、以下のような要素について考えます。

　美味しい／まずい／普通

　冷たい／ぬるい／ちょうどいい

　その食べ物になにか感想を持っている／なにも思っていない

といった項目を考えて、相手の気持ちを推し量ります。

②相手の気持を確かめる

　「そのお酒美味しい？」などというように、簡単な一言で構いません。あまり深く追求しても、その人との関係性をこじれさせてしまうかもしれません。

③相手の答えと自分の予想を答え合わせする

　自分が予想した感情や、その理由と合っているかどうかを確認していきます。

　このようにして、**自分が普段推測している相手の感情とその理由が、実際に相手が感じているものと合っているかどうかを確認していきます。**もちろん食事の場面だけでなく、遊んでいるときのちょっとした空き時間や、お茶の時間を使って確認してみるのもいいでしょう。

「自分のせいではない」と
思えると心がラクになる

　こうやって具体的に検証していくと、わかっているつもりでも、意外に人の考えていることはわからないものである、ということが理解できてきます。あるいは、なにかを美味しい、不味いと思っているぐらいの感情はわかっても、なにが具体的にその理由であったのか、までは予想がつかないことが多いこともわかるでしょう。

　こうして「相手の不機嫌な気持ちが予想できる」という感覚が錯覚の部分も多かったと理解できれば、周囲の人の感情に振り回されることも減るはずです。

　「あの人がイライラしているな」と感じたときでも「自分のせいかな」と思う前に「でもこの予想は意外に外れるから、イライラしているにしてもわたしのせいじゃない可能性も高い」と思うことができるはずです。相手の感情の理由が自分自身でない可能性に思い至ることができるようになる、というわけです。

POINT

自分が思うほど
相手は気にしていない

「将来を描くジャーナリング」をしてみよう

将来、自分がどうなっていきたいか、日常的に考えている人は少ないのではないでしょうか。日々の生活や仕事に追われていると、自分の将来の夢や理想など「こうしたい」という思いを押し殺したり、目標を持てなくなってしまいがちです。

そんなときは、「理想の将来」ということをテーマに、ジャーナリング（P130）を行ってみましょう。その方法は次のようなものです。

「今日からなにもかもが自分の思う期待通り、もしくはそれを上回ったら、5年後はどうなっていますか?」を考えます。「なにになって、なにをしているか」「そのとき、なにを感じているか」「ほかの人は自分についてどう語っているか」に答えましょう。1分間考えた後、書き始めます。所要時間は7分を目安としましょう。

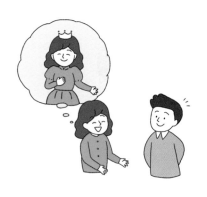

マインドフルネスな自分がこの先の5年、なにをしてどうなっているのか。5年後の自分はどう感じているのか、を想像して書くこのジャーナリングは、非常に大きな満足感を得られるはずです。大切なのは、悲観的なことを考えたり、現実的なことを考えて「自分の本当にやりたいこと」を否定しないで、思うままに書くこと。将来は5年後ではなく、もっと未来の10年後、20年後でも構いません。なによりも、自分の理想の自分を描いてかき出すことが大事です。

　この将来のジャーナリングは、「すでに理想の自分になっているという設定で日記を書く」というパターンや、「将来の自分が講演している会に参加して、その語る話はどんなものか」を書くというパターンで行っても構いません。

STEP 6

理解度チェック

- ☐ ネガティブな感情に飲み込まれないために
  感情をひとまず受け入れる

- ☐ 怒りの感情は表に出さずコントロールする

- ☐ 嫌いだと思う人とは無理に近づかず
  適切な距離をとってつき合う

- ☐ 感謝を先に伝えることで
  良好な関係を結ぶ

- ☐ 50個の感謝の言葉を見つけて
  そのうち1つを伝える

- ☐ 問題が起きる前に嫌いな人には近づかない

- ☐ いつも上機嫌でいて良い循環をつくる

- ☐ 自分が思うほど相手は気にしていないと
  理解して心をラクにする

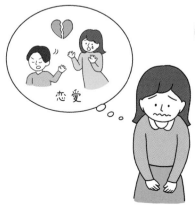

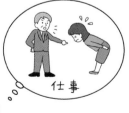

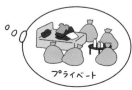

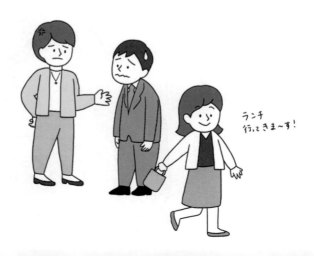

ランチ
行ってきま～す!

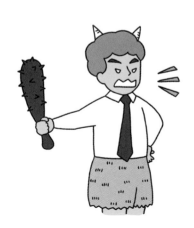

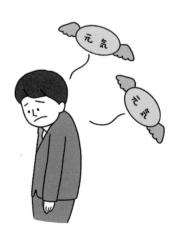

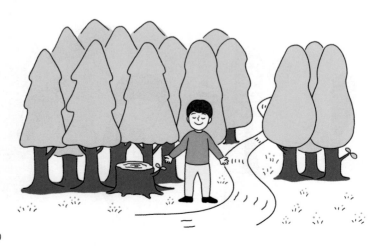

reference books
参考文献

『マインドフルネスが最高の人材と組織をつくる―脳科学×導入企業のデータが証明!』
荻野淳也(著)／かんき出版／2020

『心のざわざわ・イライラを消すがんばりすぎない休み方 すき間時間で始めるマインドフルネス』
荻野淳也(著)／文響社／2018

『世界のトップエリートが実践する集中力の鍛え方　ハーバード、Google、Facebookが取りくむマインドフルネス入門』
荻野淳也, キミコ・ボクラ・シャフェ(著)／日本能率協会マネジメントセンター／2015

『ポジティブの教科書』
武田双雲(著)／主婦の友社／2013

『「気がつきすぎて疲れる」が驚くほどなくなる　「繊細さん」の本』
武田友紀(著)／飛鳥新社／2018

『サーチ・インサイド・ユアセルフ―仕事と人生を飛躍させるグーグルのマインドフルネス実践法』
チャディー・メン・タン(著)／英治出版／2016

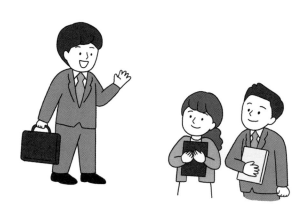

監修
荻野淳也

慶應義塾大学卒。外資系コンサルティング会社やベンチャー企業役員などを経て、2013年、一般社団法人マインドフルリーダーシップインスティテュート（MiLI）を設立。Googleが開発したSearch Inside Yourselfの認定講師でもある。著作に『マインドフルネスが最高の人材と組織をつくる―脳科学×導入企業のデータが証明！』（かんき出版）、『心のざわざわ・イライラを消すがんばりすぎない休み方 すき間時間で始めるマインドフルネス』（文響社）ほか多数。

STAFF

編集	木村伸司、山口大介（株式会社G.B.）
イラスト	しゅんぶん
執筆協力	高山由香、山下大樹
デザイン	別府 拓（Q.design）
DTP	G.B. Design House

マインドフルネスで
「わたし」を大切にできる自分になる

2021 年 4 月 30 日　初版第 1 刷発行

監修	荻野淳也
	©2021 Junya Ogino
発行者	張 士洛
発行所	日本能率協会マネジメントセンター
	〒 103-6009　東京都中央区日本橋 2-7-1　東京日本橋タワー
	TEL 03（6362）4339（編集）／ 03（6362）4558（販売）
	FAX 03（3272）8128（編集）／ 03（3272）8127（販売）
	https://www.jmam.co.jp/

印刷・製本　三松堂株式会社

本書の内容の一部または全部を無断で複写複製（コピー）することは、法律で認められた場合を除き、監修者および出版社の権利の侵害となりますので、あらかじめ小社あて許諾を求めてください。

ISBN　978-4-8207-2894-8　C0011
落丁・乱丁はおとりかえします。
PRINTED IN JAPAN